高危儿童保健指导手册

主　编　金　曦　王惠珊　张　悦

副主编　邵　洁　梁爱民　黄　真　吴力群

编　者（按姓氏笔画排序）

马娜娜　王争艳　王念蓉　王惠珊　冯围围

匡晓妮　刘　晓　关宏岩　李　宁　李　雪

李晓清　杨玉凤　吴　虹　吴力群　吴卫红

吴婕翎　张　悦　张　婧　陈　立　邵　洁

金　曦　周　兢　赵冬梅　郝　波　胡　燕

洪　琦　贾美香　徐海青　席宇成　黄　真

章依文　梁爱民　童梅玲　鲍秀兰　静　进

北京大学医学出版社

GAOWEI ERTONG BAOJIAN ZHIDAO SHOUCE

图书在版编目（CIP）数据

高危儿童保健指导手册 / 金曦，王惠珊，张悦主编 .—北京：北京大学医学出版社，2020. 12（2022. 4 重印）

ISBN 978-7-5659-2278-7

Ⅰ . ①高…　Ⅱ . ①金… ②王… ③张…　Ⅲ . ①新生儿疾病－诊疗－手册 ②新生儿－保健－手册　Ⅳ . ① R722.1-62 ② R174-62

中国版本图书馆 CIP 数据核字（2020）第 201550 号

高危儿童保健指导手册

主　　编： 金　曦　王惠珊　张　悦
出版发行： 北京大学医学出版社
地　　址：（100191）北京市海淀区学院路 38 号　北京大学医学部院内
电　　话： 发行部 010-82802230；图书邮购 010-82802495
网　　址： http：//www.pumpress.com.cn
E-mail： booksale@bjmu.edu.cn
印　　刷： 中煤（北京）印务有限公司
经　　销： 新华书店
策划编辑： 董采萱
责任编辑： 李　娜　董采萱　　**责任校对：** 靳新强　　**责任印制：** 李　啸
开　　本： 880 mm × 1230 mm　1/32　　**印张：** 5.5　　**字数：** 147 千字
版　　次： 2020 年 12 月第 1 版　2022 年 4 月第 2 次印刷
书　　号： ISBN 978-7-5659-2278-7
定　　价： 38.00 元

前 言

儿童发展关系到国家的未来和民族的希望，关系到亿万家庭的幸福。随着社会经济的发展，我国儿童健康水平明显提高，保障和促进儿童生理、心理和社会能力的全面发展，使其获得综合科学的指导，发挥最大潜能，成为家庭、社会、医院和政府部门的共同责任。我国政府已将儿童早期发展纳入《"健康中国 2030"规划纲要》，上升为国家战略。自 2014 年起，国家卫生计生委大力推动儿童早期发展工作，高危儿童管理是其中的重要内容之一。

高危儿童是指从胎儿期到 3 岁，存在影响身心发育高危因素的儿童。随着医疗科技的不断发展，新生儿死亡率明显下降。存活下来的高风险儿童成为一个巨大的需要特殊关注的群体，预防和减少这些儿童身心疾病的发生，促进其体格和心理的健康发展，对于提高我国居民的人口素质，促进社会的和谐发展具有重要意义。因此，有必要探索科学的、促进高危儿童早期发展的服务模式，建立高危儿童保健服务体系，最大限度地减少高危儿童生长发育迟缓、脑瘫、智力低下、行为异常等并发症的发生，促进高危儿童的身心健康发展，提高高危儿童的生存质量。

2016 年国家卫生计生委发布的《三级和二级妇幼保健院评审标准（2016 年版）》将高危儿童管理作为妇幼保健服务的重点内容，明确了工作要求。自 2017 年起，在国家卫生计生委妇幼司和联合国儿童基金会共同支持下，中国疾病预防控制中心妇幼保健中心组织全国专家共同开展高危儿童管理与保健服务的政策研究与实践探讨，并为满足我国儿童保健人员高危儿童管理和保健服务的需求，编写了这本《高危儿童保健指导手册》。本书的编写历时 3 年，有 34 所机构的 51 位专家参与了编写、审订和修改。本书既涵盖了高危儿童的定义及管理内容，又包括了高危儿童的生长发育监测和早期干预方法，重点强调了心理行为发育偏异的早期发现和早期干预。为了满足读者的要求，本书以问题为引导，针对问题提出相应的干预策略和建议。这些方法不可能适用于每个儿童，也不只适用于解决某一个问题，但对于初学者而言能够起到引领的作用，针对实际问题提供一些解决的思路。

我们期望这本手册能够为广大儿童保健人员开展高危儿童保健工作提供一些引导和帮助。在高危儿童干预方面需要大家不断学习和积累经验，需要不断加深对各相关学科的认识和理解，从而为高危儿童个体提供有价值、有针对性的指导和服务。鉴于我们能力所限，书中难免存有疏漏之处，诚望同仁与广大读者不吝指正。

编者

目 录

第一章　高危儿童健康管理概述

第一节　高危儿童的概念与管理分类

一、高危儿童的概念

国际上关于高危儿童尚缺乏统一的概念。我国儿童保健领域的高危儿童目前主要指从胎儿期到 3 岁，具有可能影响身心发育的各种高危因素（包括生物、心理、社会环境等因素）的儿童。本手册重点关注影响儿童神经心理发育的因素。

二、高危儿童管理的分类

为满足实际业务工作的需要，我国在《新生儿访视技术规范》和《儿童心理保健技术规范》等文件中对高危新生儿和高危儿童范围进行了界定。结合之前相关规范的要求和现阶段我国儿童保健服务能力，将具有以下风险因素的儿童纳入高危儿童管理。

（一）按照生物 – 社会环境风险因素分类

1．生物学因素

（1）产伤、宫内 / 产时 / 产后窒息、缺氧缺血性脑病或颅内出血、早产（胎龄＜ 37 周）、低出生体重（出生体重＜ 2500 g）、巨大儿（出生体重＞ 4000 g）、多胎等。

（2）新生儿期患有严重感染性疾病（如宫内感染、肺炎、败血症等）、高胆红素血症、新生儿惊厥、持续性低血糖等。

（3）影响生长发育的严重出生缺陷、遗传病或遗传代谢性疾病（如唐氏综合征、甲状腺功能低下、苯丙酮尿症等）。

（4）母亲有异常妊娠及分娩史（如反复自然流产史、死胎、死产等）、初产年龄＜18岁或≥35岁。

（5）母亲患有糖尿病、甲状腺功能异常、严重感染（如感染风疹病毒、巨细胞病毒等）、中度以上妊娠期高血压综合征等。

（6）家族中有精神、神经疾病（如癫痫、精神分裂症、孤独症谱系障碍、精神发育迟缓等）病史。

（7）家族成员患有盲及低视力、聋及听力损失、肢体残疾等疾病。

2．社会环境因素

（1）父母有酗酒、吸毒等不良生活方式。

（2）家庭中有虐待等不良养育环境。

（3）家庭中有严重影响养育儿童能力的其他不良因素，如贫困等。

3．在健康检查时发现生长、发育偏异等

体验时发现体格、心理、行为发育偏离正常时，都应及时纳入管理。对于患有蛋白质-能量营养不良、营养性缺铁性贫血、维生素D缺乏性佝偻病、超重/肥胖等营养性疾病的儿童，依据《儿童营养性疾病管理技术规范》进行登记、管理和干预。

（二）按照风险因素管理等级分类

综合考虑各级儿童保健机构的定位、职责及服务能力，建议各地对高危儿童实行分级分类管理。如表1-1建议，Ⅰ类风险因素者由社区进行登记管理，Ⅱ类风险因素者转诊至区县级妇幼保健机构进行专案管理，Ⅲ类风险因素者直接转诊至市级妇幼保健机构进行专案管理。有其他风险因素者，由医务人员根据临床实际确定风险因素分类并转诊至相应机构。以下“儿童风险因素分类管理检查表”（表1-1）可在各级儿童保健门诊第一次接诊儿童时，由医生询问或家长填写。

表1-1　儿童风险因素分类管理检查表

类别	风险因素	
Ⅰ	（1）母亲患有糖尿病、甲状腺功能异常、严重感染（如感染风疹病毒、巨细胞病毒等）、中度以上妊娠期高血压综合征等	□
	（2）母亲有异常妊娠及分娩史（如反复自然流产史、死胎、死产等）、初产年龄＜18岁或≥35岁	□
	（3）家族中有精神、神经疾病病史（如癫痫、精神分裂症、孤独症谱系障碍、精神发育迟缓等）	□
	（4）家族成员患有盲及低视力、聋及听力损失、肢体残疾等疾病	□
	（5）父母有酗酒、吸毒等不良生活方式	□
	（6）家庭中有虐待等不良养育环境	□
	（7）家庭中有严重影响儿童养育能力的其他不良因素	□
Ⅱ	（1）早产儿（胎龄34～37周）、低出生体重儿（出生体重为2000～2500 g）	□
	（2）产伤、宫内/产时/产后窒息、缺氧缺血性脑病或颅内出血	□
	（3）新生儿期患有严重感染性疾病（如宫内感染、肺炎、败血症等）、高胆红素血症、新生儿惊厥、持续性低血糖等	□
	（4）在健康检查时发现生长、发育偏异等	□
	（5）父母及同胞有孤独症谱系障碍、精神发育迟滞等精神、神经、遗传性疾病	□
Ⅲ	（1）早产儿（胎龄＜34周）、低出生体重儿（出生体重＜2000 g）	□
	（2）影响生长发育的严重出生缺陷、遗传病或遗传代谢性疾病（如唐氏综合征、甲状腺功能低下、苯丙酮尿症等）	□
其他	具体内容： 转诊类型（请选择）：Ⅰ　Ⅱ　Ⅲ	

（三）按照风险因素发现时机分类

为便于及早发现高危儿童，也可根据风险因素出现的时间，分别在分娩后住院期间、42 天新生儿访视以及定期的儿童健康检查过程中进行高危因素筛查，及早发现并纳入高危儿童专案管理。表 1-2 为高危因素发现时机的举例，各机构可根据实际情况制定本机构高危儿童发现的步骤和方法。

表1-2　发现儿童高危因素的三个时段

出生的风险因素（住院分娩出院前）	新生儿期的风险因素（新生儿 28 天访视）	成长过程中的风险因素（健康检查时）
□ 产伤 □ 宫内 / 产时 / 产后窒息 □ 缺血缺氧性脑病 □ 颅内出血 □ 早产（< 37 周） □ 低出生体重（< 2.5 kg） □ 多胎 □ 影响生长发育的严重出生缺陷、遗传病或遗传代谢性疾病	□ 严重感染性疾病（如宫内感染、肺炎、败血症等） □ 高胆红素血症 □ 新生儿惊厥 □ 持续性低血糖	□ 在健康检查时发现生长、发育偏异（可用基本公共卫生生长发育监测图或预警征象筛查等方法发现） □ 不良养育环境

第二节　高危儿童管理的内容与流程

一、高危儿童管理的范畴

高危儿童管理是我国儿童保健工作中的重要内容。2009 年卫生部发布的《全国儿童保健工作规范（试行）》将高危儿童专案管理的内容界定为“早产儿、低出生体重儿、中重度营养不良、单纯性肥胖、中重度贫血、活动期佝偻病、先心病等”。在近十年的发展中，一方面，原有规范的管理内容不断以独立规范的形式进行强调和细化，如《儿童营养性疾病管理技术规范》将蛋白质-能量营养不良、营养性缺铁性贫血、超重/肥胖单独作为儿童营养性疾病提出专案管理要求。另一方面，近年来出台的规范又对高危儿童管理的内容进行了丰富，如2012年出台的《新生儿访视技术规范》中明确了高危新生儿的判别标准，2013年《儿童心理保健技术规范》中的高危儿童主要针对有发育困难风险的儿童。总之，高危儿童管理的内涵正随着时代的发展而不断丰富，其相关风险因素从最初的生理因素逐步扩展至心理因素、社会因素，管理的范围从最初的营养性疾病管理（早期称为“体弱儿管理”）逐步转变为涵盖影响身心发展的风险因素的健康管理，并强调儿童发育困难及其影响因素。

二、各级机构高危儿童管理的服务内容

高危儿童管理的服务模式可简单概括为“分级分类管理”。社区卫生服务中心和乡镇卫生院主要进行高危儿童登记管理，区县级以上的妇幼保健机构要进行专案管理。其他医疗卫生机构可参照同级别机构提供高危儿童保健服务，并按政策要求提升服务质量和开展信息收集。

（一）登记管理

1．登记与转诊　依据高危儿童分类管理要求，社区卫生服务中心和乡镇卫生院对符合纳入标准的高危儿童进行登记。在为儿童建立健康档案时，通过填写“儿童风险因素分类管理检查表”、询问家长、查阅围产保健手册等方法，确定高危儿童。

对于Ⅰ类风险的高危儿童，在社区卫生服务中心或乡镇卫生院进行登记管理，在其母子手册或儿童健康体检本上进行标记，在提供基本公共卫生服务的同时，重点关注其风险因素是否影响到儿童的生长发育，必要时及时转诊。对于Ⅱ、Ⅲ类风险的高危儿童，转诊到上级妇幼保健机构进行专案管理，填写“高危儿童及心理行为发育异常儿童登记表”（附表1）并转诊，随访了解其专案建立情况。

对于有低体重、生长迟缓、消瘦、肥胖、营养性缺铁性贫血及维生素D缺乏性佝偻病等营养性疾病的儿童，依据《儿童营养性疾病管理技术规范》，填写“儿童营养性疾病管理登记表”（附表2）并进行管理。

2．宣传与动员 利用儿童健康体检、免疫接种等机会，对高危儿童家长进行高危儿童管理的宣传，告知其高危儿童管理的重要性，动员及早加入高危儿童管理，鼓励其定期到区县级妇幼保健机构进行监测。

3．监测与筛查 对于因交通不便、贫困等原因拒绝转诊的高危儿童，村医、社区卫生服务中心或乡镇卫生院儿童保健工作人员为其提供力所能及的儿童心理行为发育监测或筛查，如采用“儿童心理行为发育问题预警征象”。建议增加这些儿童的监测频次，指导家长在儿童9月龄、18月龄和30月龄到区县妇幼保健机构进行丹佛发育筛查量表（DDST）等标准化的发育筛查，及早发现异常表现。

4．指导与干预 对于转诊困难的高危儿童，指导家长使用《母子健康手册》中的“儿童发育里程碑”和“儿童生长发育曲线（大运动指标）”对0～3岁儿童，特别是1岁以内儿童进行自我监测。对可能有发育延迟或有心理行为发育偏异的儿童进行干预，可采用本书第四至八章介绍的方法提供力所能及的咨询指导，如为生长发育正常的高危儿童提供预见性指导，为发育偏异的儿童提供早期干预指导，及时解答家长提出的问题。了解社区及乡镇现有的儿童活动中心、儿童保护志愿者等资源（附表 3），为有需要的家庭提供建议。

（二）专案管理

1．专案管理　区（县）级及以上妇幼保健机构接诊高危儿童，填写“高危儿童专案管理记录”（附表 4）并纳入到专案管理，定期监测与指导。

首诊时全面收集高危儿童的信息，详细了解母亲的孕产史、儿童患病史、生长发育史及高危因素等，包括高危儿童是否来自新生儿重症监护室（NICU）。高危因素包括：①出生情况：早产、低出生体重、极低体重儿（< 1500 g）、宫内发育迟缓（IUGR）等。②神经系统：新生儿缺氧缺血性脑病伴抽搐，新生儿惊厥，颅内出血，化脓性脑膜炎史，持续头颅 B 超 /CT/MR 异常，包括脑室扩张或不对称、脑室周围白质软化、脑穿通、小脑畸形等。③呼吸系统：如使用体外膜氧合器（ECMO）、慢性肺部疾病、呼吸机辅助治疗等。④其他：持续性喂养问题，持续性低血糖，高胆红素血症，家庭、社会环境差等；母亲孕期感染，如梅毒、TORCH 感染等。

每次随访时询问并记录两次随访期间的喂养与饮食、儿童的生长发育进展及健康状况，了解并关注父母担忧的问题。如患疾病，应询问并记录诊治情况（见附表 4）。若儿童同时需要其他专科医生治疗和管理，这些内容也应记录在专案内。对中重度营养不良、中重度营养性缺铁性贫血、活动期佝偻病儿童，也应建专案进行管理，并填写附表 5-7。

2．监测、筛查和评估

（1）内容：为高危儿童提供定期的健康检查，以及体格生长和神经心理行为发育的监测和评估。包括：①询问儿童近期患病、家庭养育情况；②体格检查；③生长监测与评价；④神经心理行为发育监测与评估；⑤特殊检查：包括与高危因素相关的视、听筛查，以及实验室和辅助检查等。

在神经心理行为发育方面，可采用全国标准化的儿童发育量表进行高危儿童的监测评估，如新生儿 20 项行为神经评分法（NBNA）、丹佛发育筛查量表（DDST）、0 ~ 6 岁儿童发育筛查量表（DST）等。根据需求选择筛查和诊断量表。

不同类型的高危儿童需要监测和管理的内容不同。如早产儿首次检查，重点观察哭声、反应、呼吸、吸吮力等；颅内出血、严重缺氧缺血性脑病的新生儿，注意进行反应、四肢活动及对称性、肌张力、反射等神经系统检查。

（2）频次：在基本公共卫生儿童健康检查基础上，结合高危因素和生长发育状况酌情增加监测频次。建议 6 月龄以内每 1 ~ 2 个月监测 1 次，6 月龄至 1 岁每 2 ~ 3 个月监测 1 次，1 岁以上每 3 ~ 6 个月监测 1 次。对于有发育风险的高危儿童，使用标准化的发育筛查量表每季度至少筛查 1 次。

3．咨询指导 咨询指导是每次高危儿专案管理的重点内容，需包括以下方面：①为儿童养育人进行筛查结果的解释。②筛查结果显示正常的儿童，告知其“目前正常”，表扬积极参与。关注高危因素，依据高危儿童健康状况、体格生长和神经心理行为测评结果，为高危儿童家庭提供营养与喂养、护理和疾病预防、心理行为发育、家庭养育等有针对性的预见性指导。③对检查结果存在问题的高危儿童，要详细了解具体情况，明确是随访、早期干预还是转诊，提供针对性服务。

4．早期干预 对于有生长发育偏异但未达到诊断标准的儿童，全面分析影响儿童生长发育的不利因素，实施综合干预，包括对营养、行为发育问题、社会经济或家庭养育环境问题的干预。对大运动、精细动作、言语、社会、行为等方面，可参考本书相关章节，提供医疗机构的早期干预，指导家长学习并进行家庭干预。为了解干预效果，做好高危儿童早期干预的记录并定期评估（参考附表8）。

5. 结案与转诊

（1）结案：个体的随访持续时间可综合考虑高危因素或病因、功能损伤情况、儿童生长和发育水平及其追赶状况而定。《儿童心理保健技术规范》对于心理行为发育偏异的高危儿要求“连续两次评估正常并年满1周岁的高危儿童可结案”。《早产儿保健服务指南》则规定：“实际年龄满24月龄，体格生长及发育评价达同龄足月儿正常水平时，可以结案；暂时不能结案者管理至36月龄时结案。”

现有规范明确规定的，依据现有规范落实。其他情况下，结合儿童实际转归，可考虑连续两次评估正常者进行结案，或酌情确定结案时间。结案的儿童应转回到辖区基层医疗卫生机构进行常规保健和管理，发现问题时立即再纳入，实现对高危儿童的动态管理。

（2）转诊：专案管理中发现生长发育等方面存在偏异或异常的儿童，干预随访无改善或加重，应转诊到上级医疗保健机构进行诊断和早期干预。对于需要转诊进行诊断和干预的儿童，向其家长解释转诊原因及目的。做好转诊登记和转介完成的随访。

6. 协助干预　对于在上级妇幼保健机构或专业机构进行干预和康复治疗有困难的儿童，可转回本级机构，协助上级机构进行干预治疗。干预和治疗应依据上级机构制定的干预计划严格实施，详细记录实施过程，定期要求儿童到上级机构进行评估和修改干预方案。

（三）临床诊疗

市级以上妇幼保健机构或专科医院，以及有能力的区县级妇幼保健机构，对有心理行为发育偏异的高危儿童进行诊断及干预。定期指导基层开展规范的早期干预和指导。

对下级转诊的高危儿童或有明显指征的儿童进行进一步的诊断和评估，并参考本手册及国内外提供的有循证依据的方法进行干预。规范设计干预计划，包括目标、频次、内容、方法等，对每次干预做好记录，每月进行干预评估，3 ~ 6 个月干预无效且无进一步干预手段的，及时转诊至上一级或其他专科机构。如转诊后仍无效，可在家长要求下重新调整方案，继续回原机构干预。

三、高危儿童管理服务流程

各地可依据实际情况，参考图 1-1 所示流程制定本地的高危儿童管理工作方案和实施方法。管理过程强调动态管理，考虑本地各级医疗保健服务机构的实际服务能力，实现各种风险

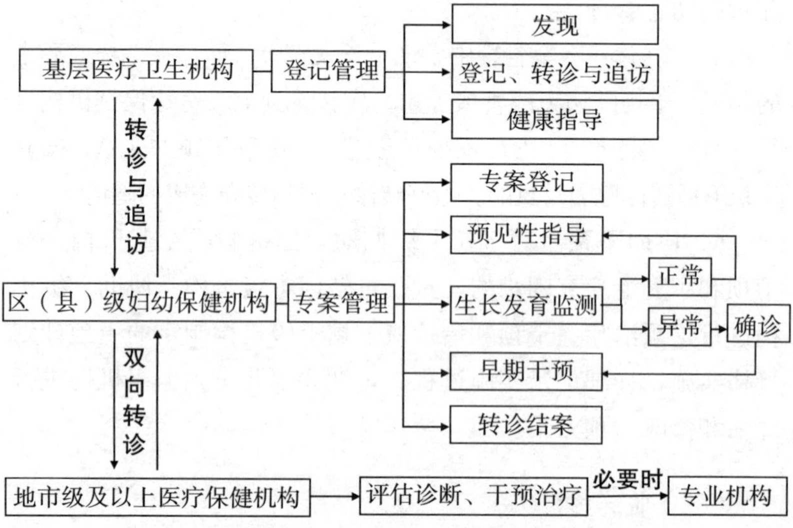

图 1-1　高危儿童管理服务流程

因素的早发现和早干预，促进儿童潜能发展。

四、高危儿童管理相关指标

根据工作要求和评价目的不同，各指标所涉及的分子和分母也不尽相同。《高危儿保健工作规范（试行）》试点中将高危儿童发生率和高危儿童专案管理率作为两个工作指标，分别反映高危儿童登记和高危儿童专案管理工作的开展情况。

1．高危儿童发生率 该指标统计的是本年度本辖区 3 岁以下儿童中发现的高危儿童的占比，以本年度 3 岁以下按照“高危儿童判别标准”在本辖区发现的高危儿童人数为分子，辖区内 3 岁以下儿童总数为分母。

辖区内高危儿童发生率 = 辖区内发现的 3 岁以下高危儿童数 / 辖区内 3 岁以下儿童总数 ×100%

该指标可通过社区卫生服务中心高危儿童管理登记表获得，同时关注登记时间、信息来源、管理模式等，从而保证资料的准确性。鼓励在分娩住院出院以前、新生儿访视过程中及早发现高危儿童。“儿童风险因素分类管理检查表”也可在 3 月龄儿童进行基本公共卫生健康体检时填写。注意随后体检过程中发现的高危儿童应及时登记。对于 3 月龄未及时加入基本公共卫生健康体检的儿童更应重视，可考虑通过与出生证明管理比对等方法发现。

2．高危儿童专案管理率 该统计指标以本年度 3 岁以下按照“高危儿童判别标准”在本辖区进行专案管理的高危儿童人数为分子，以辖区内发现的 3 岁以下高危儿童数为分母。

辖区内高危儿童专案管理率 = 辖区内高危儿童专案管理儿童数 / 辖区内高危儿童登记数 ×100%

这一指标分子可通过区县妇幼保健机构儿童保健门诊专案管理登记表获得，分母通过社区卫生服务中心高危儿童管理登记表获得。同时应关注各儿童专案管理的频次以及专案管理的具体内容，从而了解该工作的服务质量。

第三节　高危儿童随访及干预原则

高危儿童保健服务的突出特点是动态监测和早期干预。其中动态监测体现在强调定期随访，尤其是婴儿期的密切随访对于及时发现发育问题具有重要意义。在高危儿童的随访中，应考虑特殊疾病或疾病类型对儿童发育的影响，健康问题对日常生活的影响，目前的营养、体格和心理行为发育水平，同时还要考虑到家庭和其他社会环境的影响。

早期干预强调尽可能地减少或避免对儿童产生不良作用，“早”的目的是通过科学干预减少向疾病的发展。值得注意的是，应与必要的检查诊断同步进行，避免延误病情。针对儿童神经心理行为发育的训练可能是多方面的综合训练，也可能是对某一领域的训练，应注意训练的阶段性、连续性、综合性和生活化，可采用机构与家庭干预相结合的模式。总体的干预原则见下文，各章还将就具体问题提出针对性的干预原则。

一、干预原则

1．趣味性原则　干预过程中充分调动儿童的兴趣，寓教于乐，创造一个和谐、愉快的干预环境，以利于儿童的主动参与。例如设计小游戏，播放轻柔或欢快的音乐，丰富干预的形式和方法等。

2．生活化原则　日常生活中的干预往往能发挥更好的效果。把干预训练融入日常生活中，充分调动儿童的各种感觉功能（视觉、听觉、触觉、嗅觉、味觉），提高他们的生活自理能力和社会适应能力。

3．个别化原则　发育偏异儿童存在着明显的个体差异，应根据每个儿童的发育特点安排不同的干预内容，采取有针对性的干预方法和手段。干预前，需要对儿童进行发育评估，确定发育水平，以该儿童发育水平为起点进行干预；未能进行发育评估者，应遵照 0 ～ 6 岁儿童发育规律，初步判断该儿童目前发育情况，确定合适的目标和项目，进行干预。

4．发展性原则　儿童发育过程是动态的，不是一成不变的，所以干预的内容、方法、形式也需要随之变化。要定期对儿童的生长发育水平和干预效果进行评估，总结经验和不足，采取相应的措施，确定下一步干预计划。

5．多鼓励原则　干预过程中，对儿童和家长多给予表扬鼓励，做到具体、及时。表扬的内容、方式和程度要随儿童的行为而变化，对不同的行为尽量使用不同的方式表扬。表扬可以是物质的，也可以是精神的。

6．循序渐进原则　干预内容从简单的项目逐渐过渡到困难的项目，循序渐进；如果某个项目较难，可拆成几个小环节，一个一个地教，教会以后再组合起来。发育偏异儿童的干预训练是一个长期的过程，只有坚持循序渐进、重复练习、综合训练，才能取得实实在在的效果。

二、注意事项

1．良好的干预环境　选择舒适的环境，营造轻松的氛围，确保干预环境对儿童是安全的。干预场地的面积符合训练要求，室内有保暖、通风、空气消毒等设备，每日消毒，避免交叉感染。

2．机构训练时提供必要的设施、设备　例如运动训练室要有不同高低、大小的桌椅、靠垫、枕头、踏板，软体楔形垫、圆柱、圆桶、方块，平行杠步道，五步阶梯，肋木，跳床，巴氏球（Bobath 球），手功能训练用具，地垫，物理训练床 / 凳（PT 床 / 凳）等；语言训练室配备适合语言发育水平且色彩鲜艳的图片或图画书及适量玩具等。提供的家庭训练指导尽量可利用家庭的日常用品。

3．促使儿童积极配合 在儿童不饿、不困、不哭的状态下进行干预训练，儿童的主动配合可以提高干预效率。

4．家长的作用 父母是孩子的第一任老师，与孩子在一起的时间最长。父母尤其是母亲，要与干预人员加强沟通，共同参与、积极配合，制定适合儿童个性发展的最佳方案。

5．耐心与坚持 干预过程中家长要有耐心，孩子学不会某一个项目时，进行反复练习是正常的，任何时候都不要用激动的语言或负面的表情、行为伤害孩子的自尊心，例如说孩子笨、体罚孩子等。要相信自己的孩子，只有坚持才能看到效果。

6．充分发挥潜能 对儿童进行干预是为了使他们的潜力得到充分发挥，能力得到最大限度的提高。干预后，并非每一个孩子都能赶上或赶超正常同龄儿童，每个孩子能提高多少，根据其自身情况决定。

7．重视环境适应和生活自理能力的提升 干预的目的首先是提高儿童的环境适应和生活自理能力。多鼓励孩子做一些力所能及的事，做完后立即给予表扬，增强孩子的自信心，也培养了孩子的主动意识。

第二章　高危儿童生长发育监测

监测与评价高危儿童的生长、发育状况，动态观察其发展水平并关注影响因素是早期发现生长和发育偏异的重要手段，也是早期干预的前提条件。使用标准化的评估工具和方法，对于提高生长发育问题判别的准确性具有重要意义，也是监测及评价高危儿童发展的重要方法。

第一节　生长偏离儿童的识别与管理原则

一、生长偏离的识别

生长偏离是指儿童体格生长脱离正常范围或原有的生长“轨道”。生长偏离并不是一个疾病诊断，而是一种症状表现。定期进行体格测量和生长评价是判断生长偏离的基础。

（一）生长水平或体型匀称度偏离

生长水平是指将某一年龄时点所获得的某一项体格生长指标测量值与参照值比较，得到该儿童在同年龄、同性别人群中所处的位置。临床上以体重 / 年龄（weight for age，W/A）、身长（身高）/ 年龄（length or height for age，L/A 或 H/A）、头围 / 年龄（head circumference for age，HC/A）作为评估生长水平的指标。

体型匀称度反映人体形态发育的比例关系，即代表一定身长（身高）应有的体重范围，临床上以体重 / 身长（身高）（weight for length or height，W/L or W/H）或体质指数 / 年龄

（body mass index for age，BMI/A）作为评估体型匀称度的指标。

当上述指标评估结果大于第 97 百分位数（> P_{97}，约为> $\overline{X}+2SD$）或小于第 3 百分位数（< P_3，约为< $\overline{X}-2SD$）时，即为生长水平或体型匀称度偏离。生长水平或体型匀称度偏离主要用于调查群体中儿童生长偏离的流行强度，也可用于个体的生长监测。

（二）生长速度偏离

生长速度是对某一单项体格生长指标进行定期连续测量所获得的该项指标在某一段时间中的增长值，可通过描记生长曲线图简单、直观地了解生长速度。生长速度偏离指虽然体格生长水平在正常范围，但在一定时间内生长速度过快或过慢，脱离正常生长模式，超过 2SD 或跨越生长曲线图的两条主百分位线。临床上常以 P_{97}、P_{75}、P_{50}、P_{25} 和 P_3 为主百分位线。主要用于纵向监测个体儿童生长情况。

二、生长偏离个体的监测流程及常见原因

（一）生长监测流程

1．生长评估及监测的原则 高危儿童生长评估内容及生长监测的流程与健康足月儿相似，可采用 2006 年世界卫生组织制定的生长标准或 2015 年中国九市 7 岁以下儿童体格发育调查所获生长曲线纵向监测生长模式。但高危儿童生长监测的频率应适当增加，通常 0 ～ 6 月龄每 0.5 ～ 1 个月 1 次，6 ～ 12 月龄每月 1 次，12 ～ 36 月龄每 1 ～ 2 个月 1 次。

早产儿体格生长则可分阶段采用不同方法评价。胎龄 40 周前可根据 2013 年修订后的 Fenton 早产儿生长曲线图进行评估（网址 http：//uealgary.ea/fenton，输入早产儿的生长指

标进行 Z 评分和百分位的实际评估）。胎龄 40 周后则可采用 2006 年世界卫生组织儿童生长标准评估（网址：http：//www.who.int/childgrowth/standards/en/）或 2015 年中国九市 7 岁以下儿童体格生长参数评估。需要强调的是，早产儿若采用健康儿童生长曲线进行生长监测，应进行年龄校正。校正月龄 = 实际月龄 − 早产周数（换算成月），早产周数 = 足月胎龄 − 出生胎龄。如某早产儿胎龄 32 周，如果实际年龄为生后 3 月龄，则其校正月龄为 1 月龄，故评价该 3 月龄的早产儿体格生长时应与 1 月龄正常婴儿的生长标准来进行比较。通常早产儿头围校正至 18 月龄，体重校正至 24 月龄，身长校正至 40 月龄。

2．生长监测流程　儿童生长受到内、外环境因素的影响，具有自身的规律和特点。正确评价其生长状况并定期监测便于尽早发现生长波动（生长轨道离开原稳定的生长曲线超过 1 条主百分位线者为生长波动）和偏离，积极寻找原因并给予适当的指导与干预对于促进儿童的健康生长非常重要。因此，生长监测有助于临床疾病的早期筛查并为转诊提供线索。临床医生可参考生长监测流程图进行鉴别诊断（图 2-1）。

（二）处理建议及注意事项

适宜的生长有赖于遗传特性、正常的内分泌功能、充足的营养、无慢性疾病以及良好的生长环境。任何损害儿童健康或营养状况的原因，都可反映到生长指标的变化，因此生长偏离可能是某些疾病的早期表现或最终结局。

正确解释儿童生长偏离的原因不仅需要体格生长的基础知识，还需要丰富的临床经验。体格测量与评价结果仅能为疾病诊断提供线索，不能代表机体功能测定；应避免过分解释测量和评价结果，如简单、片面地将生长偏离等同于“营养问题”或病因诊断。

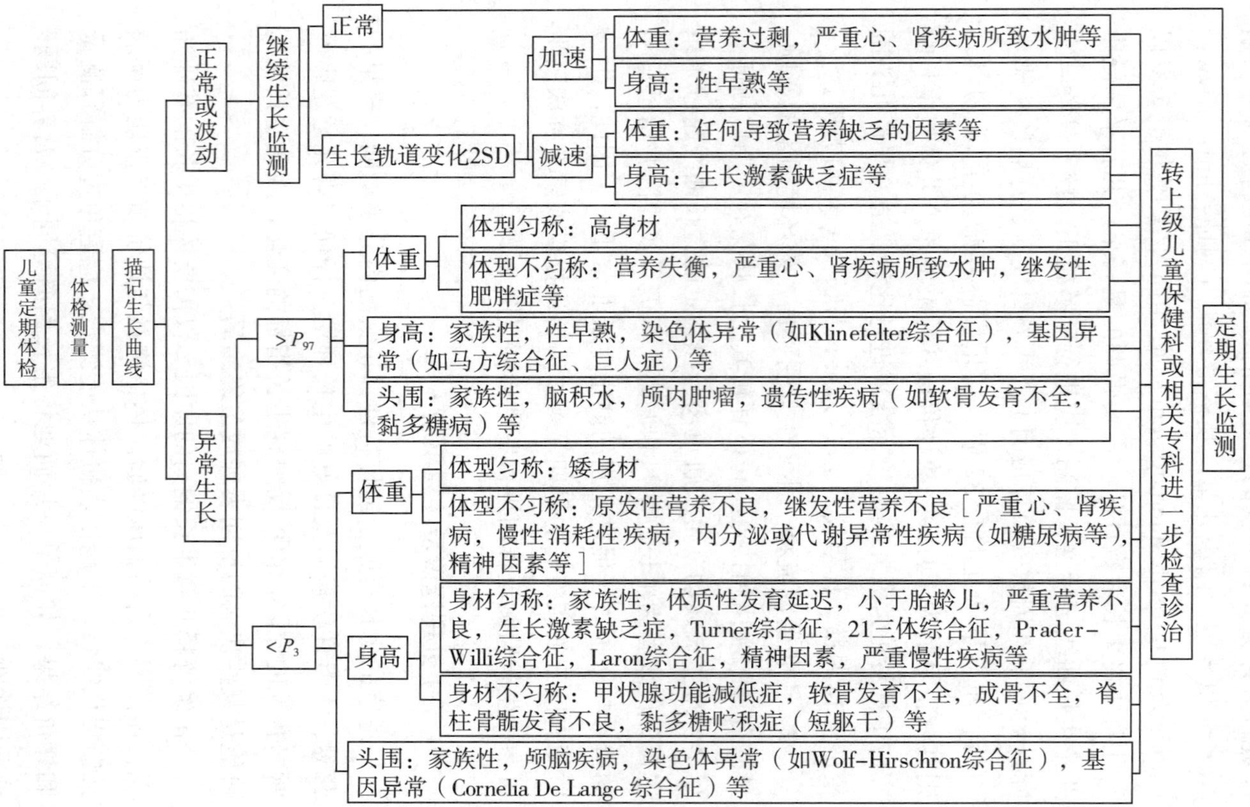

图 2-1　生长偏离儿童的监测流程及常见原因

当发现生长偏离时，应结合病史、临床表现、体格检查、必要的实验室检查结果进行综合判断，寻找可能的病因，对因治疗。处理生长偏离应注意以下方面。

1．生长监测过程中，当生长水平或体型匀称度低于第 25 百分位数或高于第 75 百分位数，或系列测量过程中出现生长波动时，应适当增加监测频率。

2．出现与遗传潜力相符的生长水平偏离，但生长速度正常时，常规生长监测即可。

3．出现与遗传潜力不相符的生长水平偏离，即使生长速度正常，亦应寻找病因，做针对性处理。

4．生长水平正常而生长速度偏离时，应积极寻找病因，并在治疗管理过程中增加随访频率。

5．生长偏离程度越重，病理因素所致的可能性越大。

6．原发性营养低下多见于年幼儿童，年长儿营养低下多继发于其他疾病。

7．身高增长速度、身材匀称度、性发育水平及遗传潜力评估有助于鉴别身高偏离原因（图 2-1）。

8．中度身材矮小者［$\bar{X}-3SD \leq$ 身长（身高）/ 年龄 $\leq \bar{X}-2SD$］若伴有消瘦，尤其是婴幼儿，应考虑营养因素所致；若不伴消瘦或为重度矮小［身长（身高）/ 年龄 $< \bar{X}-3SD$］，则其他病理因素所致矮小可能性更大。

9．头围生长偏离时，若头围与身高或体重生长相平行，身材匀称，智力正常，考虑遗传因素影响；疾病所致头围生长偏离常伴有特殊面容和（或）发育迟缓。

10．体型匀称度评价可为个体的生长和营养状态提供不同于单独使用体重 / 年龄或身长（身高）/ 年龄信息。BMI 可能会略微高估矮身材或肌肉量较多儿童的肥胖程度，也可能会低估相当一部分儿童的肥胖程度。

11．管理过程中应以促进适宜的生长为目标，避免追赶过快或减速过快带来的近期和远期危害。

三、常见生长偏离的管理及要求

（一）管理对象

1．存在生长水平或体型匀称度偏离的儿童群体。

2．生长监测过程发现生长波动的儿童个体时，应增加随访频率，重点管理存在生长水平、体型匀称度或生长速度偏离的儿童个体。

（二）管理机构人员要求

接受过正规体格测量和生长评估培训，并具备识别、诊断与鉴别诊断、治疗管理或转诊等专业技能的执业医师和执业护士。

（三）管理机构设施及设备要求

1．环境设施及设备配置 有能够满足需要的测量与评估场地及空间，有标准的身高、身长、体重、头围等体格测量工具及测量室、生长评估诊室。诊室环境温馨，温度适宜，安静舒适。

2．软件配置 生长曲线图、中国九市儿童体格生长参数（2015 年）或世界卫生组织体格生长参数表（2006 年）、《中国儿童体格生长评价建议》等。

（四）管理流程

1．通过体格测量及生长评价，确定是否存在生长水平、体型匀称度或生长速度偏离。

2．详细询问病史及进行体格检查，以寻找可能的病因。

3．针对性地开具实验室检查项目。

4．治疗管理与转诊：明确病因者，对因制订个体化的治疗管理方案和随访计划；无法明确病因者，提供适用的信息并转诊上一级医院。

5．登记：填写门诊病历，做好个案信息收集管理工作。

6．随访：根据生长偏离程度及病因，预约下次就诊时间。程度越重，随访应越频繁；首次随访时间可在初诊后 3 天至 1 个月间。

（五）转诊对象

当儿童出现生长偏离时，应及时寻找病因，对因处理，并根据偏离程度确定随访间隔周期。若随访 1 ～ 2 次后生长偏离情况无改善，需转诊至上一级医疗保健机构 / 相关专科进一步检查诊治（表 2-1）。

（六）结案或转诊随访建议

1．生长水平或体型匀称度偏离者　生长水平或者体型匀称度＞ P_3 且＜ P_{97} 并稳定 3 个月后，进行常规生长监测。

2．生长速度偏离者　生长速度回至原有生长“轨道”或遗传潜力位置并稳定 3 个月后，进行常规生长监测。

3．病因诊断不明确，或明确疾病诊断但干预随访 2 次后无改善或加重者　应转诊至上级医疗保健机构或相应专科诊治随访。

表2-1　生长偏离的常见类型及转诊指征

年龄	生长水平偏离	生长速度偏离	体型匀称度偏离	身材匀称度
0～3岁	W/A、H/A＜P_3或＞P_{97}	①向上或向下跨2条主百分位线 ②＜6月龄：两次测量间体重生长轨道低于原有轨道 ③6～12月龄：2～3个月间体重不增	W/H＞P_{85}或＜P_5	SH/H＞年龄的参考值
3～6岁	W/A、H/A或HC/A＜P_3或＞P_{97}	①向上或向下跨2条主百分位线 ②两次测量间体重生长轨道低于原有轨道 ②身高增长每年＜5 cm	BMI＞P_{85}或＜P_5	①SH/H＞年龄的参考值 ②指距＞身高
＞6岁	身高＜P_3或＞P_{97}	向上或向下跨2条主百分位线	BMI＞P_{85}或＜P_5	①SH/H＞年龄的参考值 ②指距＞身高

H/A，身长（身高）/年龄；HC/A，头围/年龄；SH/H，坐高/身长（身高）；W/H，体重/身长（身高）。

第二节　心理行为发育偏异的识别与管理原则

儿童心理行为发育的监测以儿童各个能区的发育里程碑为基础。使用标准化的儿童心理行为发育评估工具，可显著提高评价的准确性。现有的儿童心理行为发育评估工具较多，按形式可分为家长自填式、询问式、观察式等；根据其准确程度又可分为监测（surveillance）工具、筛查（screening）工具和诊断评估（evaluation）工具。

一、心理行为发育偏异的识别

脑发育是儿童心理行为发育的物质基础。基于儿童早期脑的快速发展，儿童在心理行为方面也呈现出有一定规律的发展变化，而这些发展变化中的关键环节就是我们常说的发育里程碑。发育里程碑是识别儿童，特别是婴幼儿发育偏异的基础。儿科和儿童保健医生、教育工作者以及照养人等都可以通过儿童的表现、动作、行为等，初步了解儿童目前的发育状况和水平，从而为儿童提供有针对性的指导训练、教育培训和养育照护。

儿童心理的发展包括了动作、认知和社会性的发展，认知能力的发展又涵盖了感知觉、思维、记忆、言语等发展。各个能区的发展是相辅相成、互相促进的。在进行发育评价时，一般从感知觉、大动作、精细动作、言语、认知、社会交往等多个方面来观察发育里程碑指标。下面简要介绍各能区的发育规律和里程碑指标，供大家在临床和工作中进行简要判断。

（一）感知觉发育

感知觉发育是个体认知发展中最早也是最成熟的心理过程，是行为产生的基础。感觉是对物体个别属性的反应，包括视觉、听觉、嗅觉、味觉和皮肤感觉等。知觉是在感觉的基础上发生的，是对物体整体属性的综合反映，包括视知觉、听知觉、触知觉、空间知觉、形状知觉和时间知觉。

感觉系统呈现出一种有序的功能发育。比如皮肤感觉在孕12周即开始发育，前庭和听觉在孕25～27周发展，视觉在出生后3～6个月才开始成熟。皮肤的温度觉在出生时就有，这有利于其调节体温，适应外界的环境；而触觉的敏感性和分化则在出生后的头几个月迅速发展。

婴儿期，特别是6月龄以内，是脑的视听觉中枢发展最快的时期。在听觉方面，婴儿在出生时就能听到声音，新生儿会将头转向声源，对声音定位，逐渐发展到感知人语音、区分不同的声响，并且音乐感知和视听协调能力也不断发展。在视觉方面，婴儿从出生后一两天就对光有所察觉，3～4个月颜色视觉即趋于成熟。小婴儿的发育评价中，经常通过红球来观察儿童是否具备了视觉集中、视觉追踪的能力。而视敏度（也就是我们常说的视力）则要经过很长的发展时期，到6岁左右视力发育才趋向完善。

儿童空间、时间等知觉的发展需要多器官的协调活动和分析综合的能力。大小、形状、深度、方位等的知觉构成了空间知觉。3个月的婴儿已有分辨简单形状的能力，1岁左右的儿童可以把圆形的木块放到圆洞里，之后可以用不同难易程度的型板来评价儿童形状知觉的发展。6个月的婴儿所具有的深度知觉为其通过爬、走等去探索更广阔的空间做好了准备。此外，可以观察到2岁及以上儿童的时间和方位知觉，比如：2～3岁能区分上下，知道“现在”“等一会儿”等概念；3～4岁能区分前后；5岁能以自身为中心辨左右。

（二）大运动发育

大运动发育（gross motor development）是指儿童在动作发展上遵循一定的规律性，呈现出从整体动作向分化动作发展，从不随意动作向随意动作发展，并有一定的方向性和顺序性。

世界卫生组织（WHO）给出6个受民族、社会文化差异影响较小的大动作里程碑的发育时间窗，包括独坐、扶站、手 - 膝爬、扶走、独站和独走（表2-2）。这些指标完成的时间窗范围在6个月到10个月左右，这就提示我们儿童之间存在着较大的个体差异，每个儿童有其自身的发展变化轨迹。在这个范围内，如果仅以某一时间点而忽略儿童的发展变化轨迹来判断某个儿童是否处于正常发育水平，则存在一定的误判风险。

表2-2　WHO 6个大动作里程碑的完成时间窗（月龄）

大动作里程碑	左边界	95% CI		右边界	95% CI	
		下限	上限		下限	上限
独坐	3.8	3.7	3.9	9.2	8.9	9.4
扶站	4.8	4.7	5.0	11.4	11.2	11.7
手 - 膝爬	5.2	5.0	5.3	13.5	13.1	13.9
扶走	6.0	5.8	6.1	13.7	13.4	14.1
独站	6.9	6.8	7.1	16.9	16.4	17.4
独走	8.2	8.0	8.4	17.6	17.1	18.0

CI，置信区间。

来源：WHO Multicentre Growth Reference Study Group. WHO Motor Development Study：windows of achievement for six gross motor development milestones. Acta Paediatrica Supplement，2006，450：86-95.

（三）精细动作发育

精细动作是指手和手指的动作。从整体动作上，可以观察到3 ～ 4月龄的婴儿将手放到胸前抓弄、观看，随后能够伸手够玩具，再整手抓握、把物体放入口中，到 6 ～ 7 月龄时大多数儿童能两手传递小物体。儿童的手指在出生时一般为紧握拳状态，随后在清醒状态下呈自然松开的状态。在 6 月龄儿童会尝试拿葡萄干等小物品时，先是整手抓，再用 4 个手指去耙弄，再到拇指与他指、拇指与示指对捏。这些充分体现了精细动作发展的重点，即手指能力的分化和手眼协调能力的发展。

（四）言语发育

言语的发育不能简单地理解为会说什么了，它包括了语言理解（输入）和语言表达（输出）。在语言理解方面，婴儿是否“对叫名字有反应”、知道“爸爸 / 灯在哪儿？”、懂得“挥手表示再见”，以及 1 岁左右是否会听名称指身体部位和图片上的物品、听懂简单指令等，这些都是反映儿童语言理解方面发展的里程碑指标。而在语言表达方面，1 岁以内重点是发音的变化，大致可分为简单发音（0 ～ 4 个月）、多音节发音（4 ～ 9 个月）和有意义语音（9 ～ 12 个月）阶段。1 岁以后的儿童进入词汇的快速发展阶段，并逐步过渡到说句子。1.5 岁左右的儿童开始出现不完整的单词句、双词句、电报句，到 2 岁左右逐步出现简单句、复杂句，3 岁左右形成完整句。

（五）认知发育

这里的认知发育重点强调儿童的学习、思维和解决问题的能力。思维的发展遵循从直觉行动思维、向具体形象思维、再到抽象概念思维发展的过程。2 岁以内的儿童凭借感知和运动直接的关系获得动作的经验去探索世界的主要表现和客体永存，比如 6 ～ 9 个月的儿童喜欢把东西放到嘴里，1 岁左右喜欢敲敲打打或者反复把东西扔到地上。儿童在 2 岁到 6、7 岁时主要通过感知运动内化为表象系统，比如 3 岁左右的儿童会反复玩按钮、杠杆或有可移动部件的玩具，在不断的感知运动中来体会物品的关系，学习解决问题。

儿童学习的过程离不开注意力、记忆力和模仿能力的发展。婴儿从 3 月龄左右开始能够注意人脸和声音，到 5 ～ 7 岁时注意力集中的时间在 15 分钟左右。婴儿对哺乳姿势产生的条件反射、对人和物体的再认，以及 6 ～ 12 个月出现的“认生现象”，都反映了儿童记忆力的发展。延迟模仿的出现标志着儿童表象记忆和再现能力的初步成熟。

（六）社会交往与情绪情感的发育

儿童出生后即开始有了情绪的表现。出生后即出现生理反射性哭，随后对饥饿、瞌睡等情况出现了应答性哭，后来则出现想要抱、找妈妈等社会性的哭。良好情绪的发展也类似，比如出生后 1 个月内出现自发性微笑，随后会出现无选择的社会性微笑，4 个月以后则出现有选择的社会性微笑。

依恋作为婴儿情感社会化的重要标志，包括 3 个阶段，即：对所有人都没有区别反应的无差别社会反应阶段，对母亲、熟人和生人之间有不同反应的有差别社会反应阶段，以及对母亲产生特殊依恋的特殊情感联结阶段。

总之，了解了儿童的发育规律，对于我们初步判断儿童的发育水平，进行有针对性的问诊，提供预见性的发育指导等都具有重要意义。而标准化的儿童发育评价工具更加准确、可靠，并增加了评价的可比性。因此，建议儿童保健医生在掌握儿童发育里程碑的同时，使用标准化的评价工具进行儿童发育评价，并结合观察、询问等获得的信息，进行更准确、详细的分析和判断。

二、使用标准化工具进行心理行为发育监测与评价

不同机构和使用者根据具体工作需要和能力水平，采用不同的标准化儿童心理行为发育评价工具，不仅有利于正确评价，而且能够节约资源，更好地服务于儿童保健工作。在进行心理行为发育监测的同时，还应关注和评估儿童营养、养育环境等因素，多维度考虑儿童发育的水平及其影响因素，从而更好地提高儿童发育指导水平。评估频次和时间详见本书第一章第二节“高危儿童管理的内容与流程”相关内容。

（一）家庭自我监测

由于高危儿童存在出现发育问题的潜在风险，因此有必要对高危儿童家长进行宣传教育，为其提供儿童发育里程碑及预警发育偏异的知识，指导其自我监测及促进儿童早期发展。建议家长使用《母子健康手册》中的“儿童发育里程碑”和“儿童生长发育曲线（大运动指标）”（图 2-2）对 0 ～ 3 岁儿童，特别是 1 岁以内儿童进行自我监测。如果家长担忧儿童发育情况或发现儿童没有达到相应月龄的发育指标，则应及时就诊并向专业人员咨询。

（二）儿童心理行为发育问题预警征象

对于转诊困难的高危儿童，基层儿童保健人员可采用以下方法对高危儿童心理行为发育的相关因素进行询问和观察。

1. 简单询问儿童发育状况，了解家长的担忧，使用儿童心理行为发育问题预警征象检查表进行询问并监测（表 2-3）。该检查表适用于 0 ～ 6 岁儿童，可用于 3 月龄、6 月龄、8 月龄、12 月龄等 11 个年龄截点的连续监测，男、女孩无差异。每个年龄点测量四个指标，涉及大运动、精细动作、言语、认知和

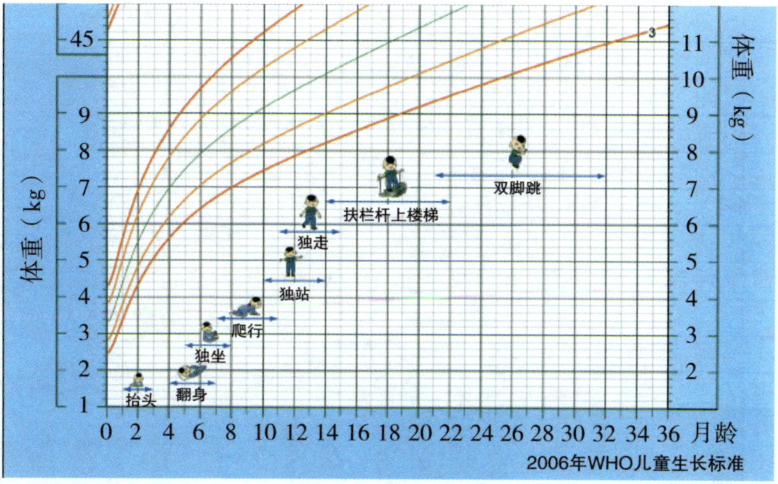

图 2-2　儿童生长发育曲线（大运动指标）

社会交往 4 个领域（各指标释义见本书后附表 9）。发现任何一条“预警征象”阳性，须采用其他检查工具做进一步的筛查和诊断。本机构人员不具备进一步诊疗条件时，应及时转诊至上级妇幼保健机构。

2．了解养育环境：利用儿童健康体检、家庭访视等机会，着重观察养育者与儿童的互动，了解家庭中图书、玩具等情况，了解养育者的精神健康状况，以及儿童有无被忽视、虐待等情况。如果发现问题，应及时指导；发现养育环境存在问题而无法处理时，及时转介至相应部门。

3．在儿童 9 月龄、18 月龄和 30 月龄 3 个关键月龄，将儿童转诊到有条件的医疗保健机构进行儿童心理行为发育筛查。

三、心理行为发育监测与筛查

高危儿童发育连续监测和筛查是区（县）级妇幼保健机构

表2-3 "儿童心理行为发育问题预警征象"检查表

年龄	预警征象		年龄	预警征象	
3月龄	1．对很大声音没有反应	□	6月龄	1．发音少，不会笑出声	□
	2．逗引时不发音或不会微笑	□		2．不会伸手抓物	□
	3．不注视人脸，不追视移动的人或物品	□		3．紧握拳松不开	□
	4．俯卧时不会抬头	□		4．不能扶坐	□
8月龄	1．听到声音无应答	□	12月龄	1．呼唤名字无反应	□
	2．不会区分生人和熟人	□		2．不会模仿"再见"或"欢迎"动作	□
	3．双手间不会传递玩具	□		3．不会用拇、示指对捏小物品	□
	4．不会独坐	□		4．不会扶物站立	□
18月龄	1．不会有意识叫"爸爸"或"妈妈"	□	2岁	1．不会说3个物品的名称	□
	2．不会按要求指人或物	□		2．不会按吩咐做简单事情	□
	3．与人无目光交流	□		3．不会用勺吃饭	□
	4．不会独走	□		4．不会扶栏杆上楼梯/台阶	□
2岁半	1．不会说2～3个字的短语	□	3岁	1．不会说自己的名字	□
	2．兴趣单一、刻板	□		2．不会玩"拿棍当马骑"等假想游戏	□
	3．不会示意大小便	□		3．不会模仿画圆	□
	4．不会跑	□		4．不会双脚跳	□

续表

年龄	预警征象		年龄	预警征象	
4 岁	1．不会说带形容词的句子	□	5 岁	1．不能简单叙述事情经过	□
	2．不能按要求等待或轮流	□		2．不知道自己的性别	□
	3．不会独立穿衣	□		3．不会用筷子吃饭	□
	4．不会单脚站立	□		4．不会单脚跳	□
6 岁	1．不会表达自己的感受或想法	□			
	2．不会玩角色扮演的集体游戏	□			
	3．不会画方形	□			
	4．不会奔跑	□			

注：适用于 0 ~ 6 岁儿童。检查有无相应月龄的预警征象，发现相应情况在“□”内打“✓”。该年龄段任何一条预警征象阳性，提示有发育偏异的可能。

来源：黄小娜，张悦，冯围围，等．儿童心理行为发育问题预警征象筛查量表的信度效度评估．中华儿科杂志，2017,55（6）：445-450.

扫描此二维码，可观看“儿童心理行为发育预警征象”检查表的使用培训开展高危儿童管理的重点工作。使用标准化的工具对高危儿童心理行为发育进行测评，有利于问题和不利因素的早期发现。

（一）总体发育状况筛查

我国《儿童心理保健技术规范》建议区（县）级及以上妇幼保健机构进行儿童发育筛查，并推荐使用全国标准化的儿童发育筛查量表，包括丹佛发育筛查量表（Denver Development Screening Test, DDST）、0～6岁儿童发育筛查量表（Developmental Screening Test for Child Under Six，DST）和新生儿20项行为神经测查（Neonatal Behavioral Neurological Assessment, NBNA），其基本情况和判别标准如下。

1．丹佛发育筛查量表 检查对象为出生到6岁的儿童，涉及个人-社交、精细运动-适应性、语言、大运动4个能区的行为能力。该工具评价结果包括正常、可疑和异常。"异常"须符合以下两条之一：①2个或更多能区有2项或更多项表现为迟缓；②1个能区有2项或更多项目迟缓，加上1个或多能区有1项迟缓和在同能区通过年龄线的项目都未通过。"可疑"的判别标准为符合以下两条之一：①1个能区有2项或更多项表现为迟缓；②1个或更多能区有1项迟缓和在同能区通过年龄线的项目都未通过。

2．0～6岁儿童发育筛查量表 本量表针对出生至72个月的儿童，包括运动、社会适应和智力3个能区的指标。发育商（development quotient，DQ）得分在85分以上为正常，70～84分为可疑，＜70分为异常。

3．新生儿20项行为神经测查 用于新生儿期，包括行为能力（6项）、被动肌张力（4项）、主动肌张力（4项）、原始反射（3项）和一般评价（3项）5个部分。新生儿测查得分在35～37分为可疑，得分低于35分提示加强随访并及早干预。

（二）针对儿童发育具体能区的筛查

根据高危儿童的具体高危因素，建议区（县）级及以上的妇幼保健机构开展有针对性的筛查。比如对有语言发育迟缓风险的高危儿童，采用早期语言发育进程量表、早期语言里程碑量表（Early Language Milestone Scale，ELMS）、皮博迪图片记忆测验（Peabody Picture Vocabulary Test，PPVT）等进行言语能力评价；对有社会交往方面风险的高危儿童，采用改良婴幼儿孤独症量表（Modified Checklist for Autism in Toddlers，M-CHAT）、儿童孤独症行为量表（Autism Behavior Checklist，ABC）、儿童孤独症评定量表（Children's Autism Rating Scale，CABS）等进行孤独症谱系障碍的筛查；对于存在家庭养育风险的高危儿童，采用儿童家庭养育环境问卷、爱丁堡产后抑郁量表等了解儿童家庭环境及照养人的精神状况。对所有高危新生儿，要重视其视听能力的筛查，依据《新生儿听力筛查技术规范》《中国早产儿视网膜病变筛查指南》《儿童眼及视力保健技术规范》进行视力、听力筛查，可酌情增加基本检查的筛查频次，有条件的单位可开展视觉、听觉诱发电位检查。

四、心理行为发育监测注意事项

密切监测是高危儿童专案管理的重要内容，因此，在进行高危儿童专案管理时，要强调根据具体的高危因素酌情增加筛查频次，动态观察其发育情况。

在使用标准化量表进行发育筛查的同时，应重视神经发育及各系统的检查。必要时，应通过医学检查如脑电图（EEG）、大脑影像学检查、实验室检查等帮助鉴别。

若发现可疑和异常，在及时转介或转诊到上级机构进行诊断的同时，应提供科学的儿童早期干预指导，把握早期干预的有利时机。对于存在偏异但未达到诊断标准的儿童，县级妇幼保健机构应对儿童发育水平和具体领域进行深入分析，针对问题给予指导和建议，加强随访和早期干预。

第三章 高危儿童预见性指导

高危儿童预见性指导是指在对高危儿童进行生长发育随访中，在本次监测情况的基础上，对下次随访前的交流玩耍、卫生保健等方面提前进行有针对性的指导和注意事项的告知，以不断增长家长的科学育儿知识，维持良好的家庭养育水平，促进高危儿童的健康成长。

第一节 预见性指导的基本原则

在高危儿童随访过程中，应对尚未出现生长发育偏异的儿童提供预见性指导。具体原则如下：

1．根据高危儿童的年龄和心理行为发育特点，遵循个体化原则，给予科学的心理行为发育预见性指导。

2．在对高危儿童进行定期心理行为发育评估的基础上，了解儿童的发育状况、家庭养育环境及社会支持情况，以便给予的预见性指导更有针对性。

3．儿童的心理行为发育有很大的个体差异性。提供心理行为发育方面的预见性指导时，重在指导家长与儿童的亲子游戏和互动，而不是要求儿童很快都学会，避免加重家长的心理负担。

4．亲子活动应在愉悦状态下进行，敏感地回应儿童发音、肢体动作和语言的需求，保证有效的目光交流和亲子陪伴。对儿童的每一次努力要及时给予鼓励，而不是完成预设目标才给予表扬。避免强行操作。

5．鼓励家庭自制安全的玩具。自制玩具的过程就是很好的亲子活动，可带领儿童动手动脑。要注意玩具的清洁和卫生。

第二节　预见性指导具体内容

本手册提供的高危儿童预见性指导内容可分为两个方面。一方面是交流与玩耍，这是高危儿童预见性指导的核心内容。教会养育人如何与孩子逗笑、交流和阅读；如何带孩子玩耍和游戏，促进孩子脑发育；如何高质量陪伴孩子，表扬、鼓励孩子，引导孩子建立良好的独立性和自信心；如何自制或购买适合孩子年龄特点的玩具和图书等。另一方面是卫生保健，包括营养喂养、疾病预防、伤害预防等内容。高危儿童预见性指导的次数按照高危儿童随访的频次同期提供。以下为各随访年龄段（早产儿按照校正月龄计算）预见性指导的重点内容。

一、0～1月龄

（一）交流玩耍

1．强调母婴交流的重要性。新生儿出生后，在喂奶、洗澡、换尿布的过程中，都要跟他说话，对他微笑。

2．注意观察新生儿的啼哭，了解不同哭声的意义，判断饿、困、不舒服的区别，针对性地给予满足。

3．准备几个色彩鲜艳的玩具，比如自制红色绒线球、充气塑料玩具等，挂在新生儿的床边，或经常逗引他看。

4．抚摸对新生儿而言是一个很好的刺激，可以抚摸他的前额、手脚、四肢和后背。

（二）保健

1．鼓励母乳喂养，每天母乳喂养不少于 8 次。如果新生儿睡眠时间超过 3 小时，母亲需要唤醒新生儿进行喂哺。

2．提倡“袋鼠式护理”，即把新生儿（尤其是早产儿）放入妈妈怀中，与母亲直接皮肤接触。这不仅有助于新生儿保暖，促进母乳喂养，还利于婴儿早期发育。

3．在新生儿出生后数日开始每天补充维生素 D 400 IU，早产儿每天补充维生素 D 800 IU。建议纯母乳喂养的早产儿出生后 2 周开始每天补充铁剂 2 mg/kg。

二、1 ~ 2 月龄

（一）交流玩耍

1．鼓励家庭成员多与婴儿接触，如说话、微笑、怀抱等。

2．学会辨识婴儿的哭声，及时安抚情绪并满足其需求。对高需求的婴儿，在安抚的基础上，注意调整婴儿生活的规律性。

3．为了锻炼婴儿颈部力量，在喂奶后 1 小时婴儿清醒状态下可练习俯卧、抬头。

4．继续给婴儿抚摸，每天可进行 1 ~ 2 次婴儿被动操。对于易激惹的婴儿，注重亲子交流，动作柔和，关注其反应，避免强行操作。

5．旁边悬挂一些颜色鲜艳的玩具或物品，让婴儿看人脸或鲜艳玩具，听悦耳铃声和音乐，促进其感知觉的发展。

（二）保健

1．继续鼓励母乳喂养，按需哺乳。尤其是早产婴儿，需要更多的母乳，每 2 ~ 3 小时喂哺一次，以满足其生长需要。

2．早产婴儿每天补充维生素 D 800 IU 至 3 月龄，3 月龄后改为每天 400 IU。

三、2～3月龄

（一）交流玩耍

1．注重亲子交流，在哺喂、护理过程中多与婴儿带有情感地说话、逗弄。

2．对婴儿发声要用微笑、声音或点头应答，强调目光交流。

3．经常抚摸婴儿的脸、四肢、后背等，给予婴儿充分的皮肤接触机会。

4．轻轻摇动发出悦耳声音的玩具，鼓励婴儿寻找声音。增加适度的听觉、视觉和触觉刺激。

5．让婴儿握持带铃铛的圆环、棉布做的小玩具，把着婴儿的手学习触摸、够取、击打铃铛和气球。

（二）保健

1．母亲的乳汁不仅能提供婴儿所需的所有食物和水，纯母乳喂养还可以保护婴儿免患腹泻和呼吸道感染等许多疾病。混合喂养会减少纯母乳喂养所提供的保护和益处，增加婴儿患病的机会。

2．在日光充足、温度适宜时适当进行户外活动，每次活动时间30分钟左右，充分暴露婴儿的皮肤。

3．勤给婴儿洗澡、换尿布、换衣服，动作要轻柔；不要靠近婴儿抽烟。

四、3～4月龄

（一）交流玩耍

1．多和婴儿说话。根据生活情境经常和婴儿说话、交流，一遍又一遍地重复告诉婴儿你在做什么，如：“宝宝醒了！换尿布了！……”经常叫婴儿的名字，与婴儿说话，引逗婴儿笑。

2．通过俯卧、竖抱练习、被动操等，锻炼婴儿头颈部的运动和控制能力。

3．听悦耳的音乐或玩具的响声，用鲜艳的玩具吸引婴儿注视和跟踪。

4．婴儿喜欢用口来感知物体，但必须注意保持物体干净和安全。

（二）保健

1．坚持纯母乳喂养，不要添加任何其他食物，因为在前6个月，母乳可以为婴儿提供所需的所有营养和水分。

2．家长在护理和喂养婴儿前，应用肥皂和流动水洗手。如果婴儿咳嗽或感冒，应注意婴儿的呼吸次数，1分钟呼吸超过50次时，需要马上去医院。

3．冬天外出时不要过严包裹婴儿脸部；不要在抱着婴儿的同时，另一只手拿着盛有热水或热奶的杯子或者其他热的食物。

五、4～5月龄

（一）交流玩耍

1．营造丰富的语言环境，在喂奶、洗澡、换尿布等护理活动中，多与婴儿说话。模仿婴儿发出的任何声音，引起他注意后再教他发音；与婴儿“交流发音”，以鼓励婴儿发音。

2．用玩具逗引婴儿追着看。玩照镜子游戏，让婴儿看镜子中的自己，以便学习逐步认识自己。

3．陪婴儿抓和玩一些颜色鲜艳的物体，如摇铃、塑料球、带铃铛的圆环、自制柔软的布玩具、塑料瓶等。可将细柄玩具放到婴儿手中，让他练习抓握和举起来看。

4．经常让婴儿趴着玩，练习俯卧抬头和转头。帮助婴儿练习翻身：可将婴儿置于侧卧位，在其头前侧方用玩具逗引其伸手够取，翻转至俯卧位。

（二）保健

1．鼓励继续纯母乳喂养。4 ～ 6 月龄要从按需喂养逐渐转为定时喂养，白天每 3 ～ 4 小时喂养一次。

2．逐渐减少夜间哺乳，帮助婴儿形成夜间连续睡眠能力，培养规律的睡眠等生活习惯。

六、5 ~ 6 月龄

（一）交流玩耍

1．鼓励父母亲自养育婴儿，主动识别并及时有效地应答婴儿的生理与心理需求，逐渐建立安全的亲子依恋关系。

2．用手、手帕或毛巾遮住脸，和婴儿玩“藏猫猫”游戏。

3．引导婴儿发“ba ba”“ma ma”等语音，提高其对发音的兴趣。

4．帮助婴儿练习翻身，适当练习扶坐，如将枕头置于婴儿腿上，使其身体前倾，双上肢放在枕上。

5．在婴儿面前缓慢移动玩具或把玩具放在离婴儿较近的地方，以鼓励他伸手够玩具，并告知婴儿玩具的名称。

（二）保健

1．预防婴儿坠落等意外伤害。不把婴儿单独留在床、沙发、椅子上，如果要离开婴儿，应把婴儿放在有护栏的床中。在护理过程中，需转身或移动身体取东西时，家长要用一只手护住婴儿。不要把婴儿单独留在洗澡盆中去做其他的事情。

2．让婴儿睡在有护栏的婴儿床上，不在婴儿头旁边放塑料布、玩具等杂物。

七、6～8月龄

（一）交流玩耍

1．与婴儿玩“照镜子”、“藏猫猫”、寻找声音来源等亲子游戏。

2．对婴儿的声音和兴趣做出反应，叫婴儿的名字，观察他的反应。模仿婴儿的发声以鼓励婴儿发音，达到“交流应答”的目的。

3．鼓励婴儿与外界环境和人接触。

4．帮助婴儿练习独坐和匍匐爬行，扶腋下蹦跳。可以和婴儿坐着玩，在平坦的床上或地垫上练习翻滚和匍匐爬等。

5．在保证安全的情况下，让婴儿练习抓取玩具、小饼干等。让婴儿多伸手抓握不同质地的玩具和物品。让婴儿练习伸手够远处玩具，促进手眼协调能力发展。

（二）保健

1．出生后6个月开始给婴儿添加泥糊状食物，但母乳仍然是婴儿饮食中最重要的部分。可在进食其他食物前母乳喂养，每日哺乳6次左右。

2．首先添加的食物选择易于吸收、不易过敏的食物，最好为强化铁的米粉；其次是水果和深绿色蔬菜；之后逐渐引入肉、蛋、鱼等动物性食物。

3．引入食物应由少到多，由1～2勺到数勺，逐渐增加。引入食物应由一种到多种。婴儿如果拒绝一种新食物，需多次尝试（8～10次）。每开始添加一种新的食物应观察3～5天。

4. 给婴儿喂食物应该用小勺、杯子或碗，不仅方便清洗消毒，而且有利于训练婴儿的吞咽功能。

5. 可为有需要的婴儿每天补充 1 包含有多种维生素及铁、锌等多种微量营养素的营养包。

八、8 ~ 10 月龄

（一）交流玩耍

1. 父母多陪伴和关注婴儿。经常叫婴儿的名字，用清晰的声音和简单的语言同婴儿说话。帮助婴儿认识家里的人，认识日常生活中的常见物品。

2. 与婴儿面对面说话，让他看到你嘴唇夸张的动作。当婴儿咿呀学语时，要及时给予应答和鼓励。还可以和婴儿一边唱歌一边做动作，体会韵律。

3. 与婴儿玩“藏与找”的游戏，比如当着婴儿的面把他喜欢的玩具藏在布或盒子下面，鼓励他去寻找；也可玩成人藏到物体后面，让婴儿找的“藏猫猫”游戏。

4. 鼓励婴儿多爬，帮助他练习手 - 膝爬行。帮助婴儿练习从仰卧翻身转成坐，从坐转为爬等体位。

5. 练习双手传递玩具、撕纸等双手配合和手指抓捏动作，提高手眼协调能力。

6. 给婴儿提供一些干净、安全的家庭物品，如塑料瓶、碗、杯和金属勺，或一些干净的空饮料罐，让婴儿玩抓握、传递、敲打、扔等游戏。

7. 和婴儿一起玩球，来回滚球，与婴儿愉快地互动。

（二）保健

1. 婴儿 8 个月时，母乳仍然是最重要的食物，每日哺乳

3 ~ 5 次，在继续母乳喂养的基础上添加其他食物。

2．每天喂 2 ~ 3 次其他食物，每次约半碗[①]。为婴儿每天提供多种类食物，包括粮食、蔬菜、水果、蛋、肉、豆制品等。

3．注意食物的质地，逐渐从泥糊状食物过渡到末状、切碎状、丁块状、指状食物。

4．注意培养婴儿的进食技能。如用勺、杯进食可促进口腔动作协调，学习吞咽；从泥糊状食物过渡到碎末状食物可帮助婴儿学习咀嚼，并可增加食物的能量密度；用手抓食物既可增加婴儿进食的兴趣，又有利于促进手眼协调和培养婴儿独立进食能力。

5．不要把玻璃球、硬币、纽扣等放在婴儿可以接触到的地方，不要把热的杯子或汤碗等放在婴儿可以接触到的地方，不要怀抱婴儿在没有护栏的阳台或窗边逗留。

九、10 ~ 12 月龄

（一）交流玩耍

1．跟婴儿说一些简短的句子，告诉婴儿人和常见物品名称，培养婴儿对语言的理解能力。

2．向婴儿示范如何用手势表示意思，如挥手“再见”、拍手“欢迎”等，并鼓励婴儿模仿。

3．教婴儿认识身体部位，帮助婴儿识别他人的不同表情。

4．在保证婴儿安全的情况下扩大活动范围，帮助他学习爬越障碍物、扶着物品站立和横着走。活动中随时注意婴儿安全，婴儿能攀拉的家具要稳固。

[①] 本书中量词“碗”约为 250 ml。

5．让婴儿练习用手指捏取一些小饼干或馒头块，玩“捏取小物品”游戏。给婴儿提供杯子、积木、球等安全玩具玩耍，教婴儿玩两个小瓶子对敲、小杯套进大杯的游戏，发展手眼协调和相对准确的操作能力。

（二）保健

1．婴儿的食物宜单独加工，以蒸、煮、炖、炒为主，不要烧、烤、煎、炸。不要给婴儿喂茶、糖水、饮料等。

2．在安全、卫生的地方制备和储存婴儿的食物。食物制作后立即食用，避免放置的时间过长。剩余食物再吃时要彻底加热，液体食物应煮沸。

3．在准备食物和喂食前，婴儿和看护人均应用肥皂和水洗净双手。要用干净的勺子和杯子盛食物喂婴儿，不要用奶瓶和奶嘴。

十、12～15月龄

（一）交流玩耍

1．丰富幼儿语言环境，经常同幼儿讲话、看图画。

2．向幼儿示范并鼓励幼儿称呼周围的人，指出或说出家中物品的名称，模仿说简单的日常用语。对幼儿尝试说的话给予鼓励，无论他说的是否清楚。

3．当幼儿出现生气、厌烦、不愉快等负性情绪时，转移其注意力；当其受到挫折时，给予鼓励和支持。

4．帮助幼儿学习扶着物品自己行走；成人也可以拉着幼儿的手练习走路，并逐渐减少支持。

5．让幼儿自己动手玩大杯套小杯、积木或东西叠高、小饼干等放到容器里并取出来等游戏。

6．让幼儿按成人指令做出相应动作和表情，比如懂得说“欢迎”时要拍手、说“再见”时要挥手等。练习捏有响声的玩具，学习使用工具，如拖动毯子取得玩具等。

（二）保健

1．幼儿满 1 周岁后仍应继续喂哺母乳，并持续至 2 周岁及以上。对于不能继续母乳喂养的 2 岁以内幼儿，建议选择配方奶，每天 2 杯（约 500 ml）。

2．每日安排 3 次正餐，食物多样，每次的量逐渐由 1/2 碗增加至 3/4 碗，餐间可加水果、奶或奶制品等。

3．进食应选择体积适宜、质地稍软、少盐、易消化的家常食物，切碎、切成小块或薄片。少吃零食，避免吃油炸食品。

4．幼儿应开始练习自己用勺进食，以培养独立能力。进餐应定时、定量，每次进餐时间为 20 ～ 30 分钟。进食过程中应避免边吃边玩或边看电视，不要追着喂。

5．地上不随意放置玩具、板凳、花盆、脸盆等杂物，不把幼儿单独留在房间内，幼儿行走和玩耍时要保持在成人的视线内。注意防止触电、烫伤。尽量不用学步车，以防发生伤害。

十一、15 ～ 18 月龄

（一）交流玩耍

1．给予幼儿探索环境、表达愿望和情绪的机会。经常带幼儿玩亲子互动游戏，如相互滚球、爬行比赛等；引导幼儿玩给娃娃喂饭、模仿大人擦桌子等游戏。

2．用清晰的发音与幼儿多说话，用简单的语言指令调动幼儿活动，如“宝宝，把小汽车拿回来”。

3．多给幼儿讲故事、说儿歌，教幼儿指认书中图画和身体部位，引导幼儿将语言与实物联系起来，鼓励幼儿有意识地用语言表达。

4．给幼儿提供安全的活动场所，鼓励幼儿独自行走。与幼儿一起玩扔球、捡球、接球、踢球，练习自己蹲下、站起来，扶手上下台阶。多在户外活动。

5．鼓励幼儿多做翻书页、盖瓶盖、用笔涂鸦、垒积木等游戏，提高认知及手眼协调能力。

（二）保健

1．幼儿满 1 岁后仍应继续喂哺母乳，不应中断，直至 2 周岁及以上。对于不能继续母乳喂养的 2 岁以内幼儿，建议选择配方奶，每天 1 杯半至 2 杯，约 400 ~ 500 ml。

2．每天喂 3 次正餐，2 次加餐，每次 3/4 碗至 1 碗。每餐除粮食外，可给幼儿喂各种各样的食物，例如肉，土豆、红薯，红、黄、绿色蔬菜和水果等。食物要切碎、切成小块或薄片。豆类、花生等必须磨碎后再喂。

3．幼儿学习走路期间，应定期检查家中物品是否安全，包括家具的锐角、电源和热源等是否有安全防护，防止幼儿在学走路时撞伤、跌伤，杜绝触电、烫伤和中毒的发生。

十二、18 ~ 21 月龄

（一）交流玩耍

1．家长对待幼儿的养育态度和行为要一致，对幼儿动作或语言表达的需求要及时给予回应。

2．多与幼儿说话、讲故事，教幼儿说出身边物品名称、短语，鼓励用语言表达需求，并用准确的发音重复幼儿说的词。

3．给幼儿一些可以拉着的鸭子车或推着的玩具，学习拉着走或倒退着走。练习扶着栏杆上楼梯。鼓励幼儿多走、练习跑，学习扔球、踢球。

4．给幼儿提供涂鸦等机会，练习模仿握笔画线，玩积木叠高等游戏。

5．在保证安全的前提下，给幼儿自主做事情的机会，培养独立性和生活自理能力。如让幼儿自己用勺进食、用杯子喝水，学习脱袜子、脱鞋。

（二）保健

1．给幼儿做的食物尽量少使用调味品，可适量使用盐，应避免摄入含糖饮料和含糖的饼干、糕点。

2．培养幼儿进食时细嚼慢咽的习惯，不要狼吞虎咽，也不要边玩边吃。耐心并积极地鼓励幼儿进食，但不强迫。

3．幼儿在室外玩耍时，要注意看护。带幼儿在平整的地上玩耍，避免被杂物绊倒。用软布包裹尖锐的桌角、门把手、抽屉角等。

十三、21～24月龄

（一）交流玩耍

1．对幼儿每一次的努力都给予鼓励和赞扬，培养其自信心。

2．教幼儿学习更多词汇，说出身边物品名称，多与儿童使用简洁的语言交流。教孩子说短语，学习区分大小，匹配形状和颜色等。

3．引导儿童与他人分享，如好吃的东西先给长辈，玩具与小朋友一起玩。

4．提高幼儿身体动作协调能力，学习推小车、踮着脚尖走、扶着栏杆下楼梯、跑动。

5．让幼儿学习自己戴帽子、脱鞋、用勺吃饭、用杯子喝水、示意大小便，帮助做简单家务，如帮妈妈拿东西。

6．给幼儿一些不易碎的家中物品，让幼儿自由地玩耍。允许幼儿用安全的工具玩沙或泥土。教幼儿握笔模仿画线，陪幼儿搭积木等。

（二）保健

1．给幼儿吃多种多样的食物，包括：谷物，肉，土豆、红薯，豆类，花生（必须磨碎后再喂），红、黄、绿色蔬菜和水果等。

2．动物性食品非常重要，尽可能多添加。食物切成小块或薄片，相对软烂。

十四、24～30月龄

（一）交流玩耍

1．鼓励幼儿帮助家长做一些简单的家务活动，如收拾玩具、扫地、帮忙拿东西等，促进自信心的发展，激发参与热情。

2．当幼儿企图做危险的活动时，应当及时制止；出现无理哭闹等不适宜的行为时，可采用消退（不予理睬）或转移注意力等行为矫正方法，让幼儿懂得日常行为的对与错，逐步养成良好的行为习惯。

3．多讲故事、念儿歌，带幼儿边看大自然边交谈。教幼儿学习日常物品的名称和用途，教幼儿说出自己的姓名、性别、身体部位以及一些短句和歌谣。学习执行指令，用较准确的语言表达需求。

4．多和幼儿玩，鼓励幼儿练习单脚站立、双脚跳，学习独自上下楼梯，提高身体协调及大运动能力，使动作更协调。

5．通过画画、穿珠子、系扣子、搭积木、捡豆豆放到小口径瓶里，训练幼儿手的灵活性。

6．固定大小便场所，练习示意大小便。

（二）保健

1．幼儿满 2 岁后可以继续喂母乳，也可以喂哺配方奶、牛羊乳等，每天至少 2 杯。每天吃 1 个鸡蛋，1 两肉，2 两饭，3 两蔬菜[①]。

2．每天 3 顿饭，每次 1 碗。每两顿饭之间可加酸奶、水果等食物，少喝甜饮料，包括乳酸饮料。

3．让幼儿练习独立进食。

十五、30 ~ 36 月龄

（一）交流玩耍

1．提供与小朋友玩耍的机会，鼓励幼儿发展同伴关系，学习轮流、等待、合作、互助与分享，培养爱心、同情心和自我控制能力。

2．通过与小朋友玩“开火车”“骑大马”“过家家”等想象性和角色扮演游戏，保护并培养幼儿的兴趣和想象力。

3．经常给幼儿讲故事，并鼓励幼儿复述简单故事，教幼儿说歌谣、唱儿歌、讲述图画，不断地丰富词汇，提高语言表达能力。

4．问幼儿简单的问题，鼓励他回答，并回应他所说的话。

[①] 1 两 = 50 g，下文同此。

5．练习双脚交替上楼梯、走脚印、跳远等，提高身体协调能力。通过画水平线、画圆形、扣扣子、穿鞋等，提高精细动作能力。

6．带幼儿一起利用各种干净的家常物品，如空盒子、塑料瓶、纸板等制作玩具。

7．在幼儿触摸不同质地的东西，如软的、硬的、毛茸茸的东西时，和幼儿讨论他的感觉。

8．培养幼儿生活能力，逐步培养规律的生活习惯，鼓励其学习自己洗手并擦干、进食、穿鞋、系扣子、大小便等生活技能。

（二）保健

1．培养幼儿自己进餐，不挑食，不浪费粮食。避免给幼儿吃油炸食品，少吃快餐和含糖的饼干、糕点。

2．培养幼儿如厕的好习惯，自己脱裤子和提裤子。培养每天刷牙的好习惯，并且学会自己刷牙。

十六、3～4岁

（一）交流玩耍

1．帮助儿童适应集体环境，逐渐建立良好的伙伴关系。关注分离焦虑情绪，引导适当的表达，妥善处理和缓解消极情绪。

2．采用丰富的词句与儿童对话、看图讲故事，耐心听其说话及复述故事，鼓励儿童发现、提出问题并认真回答。交流时注意与儿童眼睛平视。

3．在保证安全的情况下，鼓励儿童练习走直线、走跑交替、攀登、骑三轮车等，学习折纸、剪纸、画画、玩橡皮泥、使用筷子等。

4．通过有主题的角色扮演等团体游戏，鼓励儿童自由联想，保持其好奇心。培养儿童注意力及对事物的观察力，引导和培养兴趣爱好。

（二）保健

1．帮助儿童学会遵守生活、游戏和学习的规则，鼓励儿童自己的事情自己做，独立完成进食、穿衣、睡眠、入厕大小便等力所能及的事情。

2．允许儿童在成长中犯错，让其学会从错误中吸取教训。以正确方法纠正不良行为，避免简单粗暴的管教方式。

3．对发热、咳嗽、腹泻等患病儿童，要注意家庭护理，病情加重时及时就医，避免自行使用抗生素。过度使用抗生素会使致病菌产生耐药而对儿童健康造成危害。

十七、4～5岁

（一）交流玩耍

1．引导儿童用语言表达自己的感受和要求，并且逐渐学会控制自己的情绪和行为。

2．带儿童玩猜谜语等简单的抽象思维游戏，学习按形状、大小、颜色、性质、用途等将物品进行归类，帮助儿童认识事物的规律和内在联系。

3．学习儿歌、讲故事、表演节目。

4．开始让儿童练习扔球、接球、攀登、滑板等多种运动技能。

5．通过复杂图形剪纸、摆拼图、搭积木等游戏，不断提高认知水平和手眼协调能力。

6．注重培养儿童生活自理能力，在实际生活中学习整理和保管自己的玩具和图书。

（二）保健

1．培养儿童的独立意识和能力。帮助儿童正确认识性别差异，建立自我性别认同。

2．鼓励儿童多接触社会，遵守各种社会规则，强化乐于助人的意识。

3．培养儿童良好的卫生习惯，包括饭前便后洗手、勤剪指甲、不随地吐痰等。鼓励儿童帮助家长做一些力所能及的家务劳动。

十八、5～6岁

（一）交流玩耍

1．逐渐让儿童学会了解他人的感受和需求，懂得与人相处所需的宽容、谦让、共享与合作，同情、抚慰、关心和帮助他人。

2．鼓励儿童仔细观察周围事物及其相互关系，促进有意注意的发展。多与儿童交流幼儿园及周围发生的事情，积极回答儿童提出的问题。

3．适当练习跳绳、单脚跳着走、拍皮球、滑轮、骑自行车、游泳等复杂运动技能。

4．经常让儿童画图画、做手工，玩创造性游戏。学会整理书包、文具及图书等物品，做好入学前的准备。

（二）保健

1．给儿童设立适当的行为规范，引导儿童遵守社会与家庭的生活规则和要求，对儿童的各种努力与进步及时给予肯定和鼓励，促进儿童自尊心和自信心的发展。

2．让儿童在活动中自己感受困难，适度、适量体验挫折，并为克服困难做出努力，培养其坚持和忍耐的品质。

3．带领和鼓励儿童多做运动，注意保护视力，避免过多看电视和其他电子产品。

总之，在与儿童的交流玩耍中需要与日常生活相结合，同时离不开游戏。不同年龄段儿童的游戏可参见表 3-1。

第三节　玩具的选择与家庭制作

玩具是儿童智力发展不可缺少的好帮手，儿童通过玩玩具来了解、探究周围各种各样的事物，适宜的玩具能引起儿童注意并维持其探索的兴趣。在把弄玩具的过程中，他们认识了物体的大小、形状、颜色、软硬、光滑或粗糙等特性，认识了一个物体与另一个物体之间的相互关系。例如，在玩套碗游戏时，小碗可以放到大碗里，也可以放在大碗上面，使儿童认识它们之间不同的位置关系。玩具可以调动儿童的思维活动，发展探索行为，有利于他们精细动作、手眼协调的发展。

一、玩具选择的原则

1．适合儿童的年龄　太超过儿童年龄的玩具会使儿童玩不出应有的花样或造成挫折感，太落后于年龄的玩具又容易让儿童失去兴趣。既能使儿童使用上已会的技巧，又能启发出新玩法的玩具，儿童会更感兴趣。一般颜色鲜艳、会移动、能发声、好抓握的玩具是 1 岁以内儿童喜欢的玩具。选玩具时，可参考玩具的年龄标志，还要结合儿童自己的发育程度和爱好。

2．能发展儿童的能力　根据不同年龄儿童的发育水平，选择与他们的手眼协调能力、认知能力（对颜色、大小、空间

表3-1　不同年龄段儿童游戏举例

游戏名称	年龄	游戏方法	所需用品
看彩球	0 ~ 3 月龄	自制或购买直径 10 cm 左右的彩色绒线球或玩具。当婴儿清醒时，在其面前 20 ~ 30 cm 处缓慢移动绒线球或玩具，需反复逗引，引起婴儿的注意和视觉追随	彩色的绒线球或玩具
听声响	0 ~ 3 月龄	在距婴儿 30 cm 处摇响能发出悦耳声音的小玩具或对其耳语，引起婴儿的注意和寻找	发声玩具，如摇铃、环铃等
俯卧抬头	0 ~ 3 月龄	让婴儿俯卧，两肘支撑趴在床上，用玩具引起婴儿注意并抬头。这个年龄的婴儿从一下一下抬头，发展到抬头 30° ~ 90°。注意最好用硬床板或硬床垫，以便婴儿手臂支撑	颜色鲜艳的玩具或发声玩具
抚摸游戏	0 ~ 3 月龄	每天洗完澡或睡觉前，均可以玩抚摸游戏。婴儿可以裸露身体，也可以穿内衣。养育者以温暖的手抚摸婴儿的面部、上肢、前胸和下肢，尤其要将婴儿放于俯卧位，抚摸婴儿的后背，边抚摸边与婴儿说话。每次抚摸时间视婴儿的配合情况而定，一般 1 分钟至数分钟即可	无
找声音	2 ~ 4 月龄	在婴儿耳后 30 ~ 50 cm 处，轻轻摇动能发出悦耳声音的玩具让婴儿听，婴儿的眼睛开始向有声音的方向寻找。可以用不同声响的玩具练习	声响玩具
抓握玩具	2 ~ 4 月龄	选择适合这个年龄段婴儿抓握的细柄玩具，放到婴儿手中，让他学习抓握。当婴儿握拳时可刺激手指背，使其张开手指；当婴儿不抓握时，可握住婴儿的手帮他抓握	细柄玩具，如拨浪鼓、环铃

续表

游戏名称	年龄	游戏方法	所需用品
逗笑游戏	2～4月龄	微笑着看着婴儿，做出夸张的表情，同时与婴儿逗笑、说话，从而引起婴儿兴奋和笑	无
追视玩具	2～4月龄	用鲜艳或发声的玩具给婴儿看，慢慢移动玩具，让婴儿的目光跟随移动。养育者可以看着婴儿的眼睛，从婴儿的一侧到另一侧慢慢移动，让婴儿练习目光追视	鲜艳的玩具，如红色毛线球
照镜子	3～6月龄	准备一面大镜子，抱婴儿看镜子中的自己，让他摸和拍打镜子，学习逐步认识自己	镜子
交流发音	3～6月龄	在婴儿发出任何声音后，养育者可及时模仿他的发音，引起他的注意，与婴儿进行“语言交流”，以鼓励婴儿发音	无
藏猫猫（一）	4～6月龄	在与婴儿玩耍中，婴儿养育者可用手帕或毛巾遮住自己的脸，说“妈妈在哪里”；然后再将手帕或毛巾拉下来，告诉婴儿“妈妈在这里”，以此与婴儿玩“藏猫猫”游戏	手帕或毛巾
摇啊摇	6～8月龄	养育者坐在床上，抓住婴儿的两臂，使其面对面坐在养育者两腿中间。养育者一边说着“摇啊摇，摇啊摇”，一边拉着婴儿前后摇动。速度要慢，婴儿的头能跟得上前后倾斜的速度	无
藏猫猫（二）	6～8月龄	婴儿养育者可用手帕遮住婴儿的脸，问“宝宝在哪里”；然后等待他自己将手帕拉下来，配合他说“在这呢”。开始婴儿需要抓几次才能将手帕从脸上拉下来，之后就会准确地一把拉下来	手帕
够玩具	6～8月龄	将一个玩具放到与婴儿一臂远的距离，引导婴儿去够抓。如果婴儿很容易就抓到，将玩具放到更远的地方，鼓励婴儿伸展手臂使劲去够。左、右手都要练习	鲜艳的玩具

续表

游戏名称	年龄	游戏方法	所需用品
藏猫猫（三）	8 ~ 10 月龄	在婴儿学会玩遮住脸的“藏猫猫”游戏之后，养育者可以选择门、墙作为遮挡物，当着婴儿的面躲到门或墙的后面，用声音引导婴儿爬过来找	无
爬行	8 ~ 10 月龄	养育者可用鲜艳的声响玩具逗引婴儿向前爬。婴儿学会手膝交替支撑身体重量向前爬行，鼓励他每天多爬行	鲜艳的声响玩具
模仿游戏（一）	10 ~ 12 月龄	给婴儿示范拍手、摇头、吧嗒嘴等动作让婴儿模仿，在婴儿学会模仿成人动作后，配合语言示范如何用手势表示意思，如“再见”“欢迎”，让婴儿模仿成人拍手“欢迎”、挥手“再见”	无
爬障碍物	10 ~ 12 月龄	如果婴儿的手膝爬行已经非常熟练，可以进一步与婴儿玩爬越障碍游戏。鼓励婴儿翻爬枕头、被子。养育者也可以平躺，让婴儿练习在其身上翻爬。当婴儿翻爬有困难时，养育者可以适当帮助	枕头、被子
认识物品	12 ~ 15 月龄	经常同幼儿说话，教幼儿认家中物品，比如：“灯亮了！那是灯。”然后问：“灯在哪里？”让幼儿用手指出。反复练习，并逐渐扩大家中物品的认识范围	无
爬楼梯	12 ~ 15 月龄	爬楼梯可增强幼儿四肢的力量和协调运动的能力。创造条件，给幼儿爬楼梯的机会，用玩具吸引幼儿爬楼梯	鲜艳的玩具
模仿游戏（二）	15 ~ 18 月龄	让幼儿模仿养育者给娃娃或毛绒动物玩偶喂饭、拍睡觉、擦桌子、推车、打电话等	娃娃、毛绒动物玩偶、毛巾、小车、玩具电话等

续表

游戏名称	年龄	游戏方法	所需用品
涂鸦	15 ~ 18 月龄	给幼儿准备彩色蜡笔、白纸或白板，鼓励幼儿用笔在白纸或白板上乱涂乱画。无论幼儿如何握笔，均不需要纠正	彩色蜡笔、白纸、白板
说物品名称	18 ~ 21 月龄	经常告诉幼儿家中物品的名称，比如灯、门、球等。在教幼儿指物品的基础上，鼓励他说出物品的名称。只要幼儿能学着说物品名称，无论发音是否正确，都要给予鼓励	球、毛绒玩具等
踢球	18 ~ 21 月龄	准备一个球，让幼儿踢球。开始幼儿可能需要扶着物体或拉着养育者的手做支撑踢，平衡能力增强后就能不扶物踢球了	球
匹配形状	21 ~ 24 月龄	养育者在硬纸板上剪出圆形、方形、三角形等形状块，让幼儿拿着形状块在硬纸板上找相应形状的洞。也可以购买此类益智玩具，让幼儿学习比配形状	自制形状块、形状比配玩具
模仿画	21 ~ 24 月龄	每天都给幼儿准备笔和纸，教幼儿模仿着成人画直线、圆形。逐渐教幼儿正确的握笔姿势，鼓励幼儿多画，左、右手都可以画	笔和纸
收拾玩具	24 ~ 30 月龄	幼儿可能有多个玩具箱，当玩了一会儿准备做其他事情时，养育者可提醒他将玩具分别收纳到相应的玩具箱中，培养幼儿的好习惯和分类玩具的能力	玩具箱、各类玩具
穿珠子	24 ~ 30 月龄	准备几根绳和一些珠子，带幼儿一起穿珠子。还可以用彩色大扣子代替珠子练习。随着动作的灵巧度提高，鼓励幼儿与养育者比赛谁穿得快	绳子、珠子、大扣子
骑大马	30 ~ 36 月龄	这个年龄的幼儿开始喜欢想象，“骑大马”就是一个想象游戏。父亲可经常伏地当“大马”，让幼儿骑在自己的后背上；幼儿自己也会跨在竹竿、棍子等物体上，边骑边喊：“驾，驾，我骑大马啦！”	竹竿或棍子

续表

游戏名称	年龄	游戏方法	所需用品
走脚印	30 ~ 36 月龄	在地上画一串脚印，让幼儿踩着脚印走路，练习其平衡能力。脚印的距离应符合该年龄幼儿的步幅，也可以略缩小或拉大步幅，锻炼幼儿的行走能力	画脚印
复述故事	3 ~ 4 岁	给儿童反复讲同一个故事后，提问故事中的人物、事情经过，加深儿童的记忆。然后让儿童来讲这个故事，通过复述故事发展儿童的语言表达能力	故事书
角色扮演	3 ~ 4 岁	与儿童一起扮演生活中的不同角色，比如汽车司机、售票员和乘客等，培养儿童的观察力和社交能力。还可以互换角色，体验不同角色的特点	角色扮演所需的物品，如小椅子、方向盘、一卡通
归类	4 ~ 5 岁	准备一些生活物品，带儿童一起玩分类游戏，比如将水果、蔬菜、衣物、玩具分别检出分类，让儿童建立清晰的类别概念	归类用物品
剪纸	4 ~ 5 岁	给儿童准备一把安全的儿童剪刀和一些纸张，教儿童将纸折叠成一定形状后，剪出不同图形。也可以用手撕纸	纸张、儿童剪刀
问与答	5 ~ 6 岁	养育者每天都要与儿童聊天，同时应该回答儿童提出的各种问题。对于不爱提问的儿童，养育者要提前想好几个问题问他，引导儿童养成思考和学习的习惯	《儿童十万个为什么》
创造性游戏	5 ~ 6 岁	图画过程中，首先让儿童自己想象并随意画，然后问儿童："你画的是什么？"玩插片玩具、堆沙子、玩水等游戏都可以发展儿童的想象力和创造力	相应物品和玩具

关系的认知）、语言能力、大运动能力和思维发展相适应的玩具。玩具颜色应鲜艳，可选择红色、绿色、蓝色；响声玩具的声音应是悦耳的；形状大小要适合儿童手抓握。

3．满足儿童的兴趣和爱好 给儿童准备适合的玩具时需要细心地观察儿童的行为特点。小男孩可能更喜欢玩汽车、枪、球，小女孩则喜欢布娃娃、毛绒动物等玩具；而吹泡泡、能拉走的小鸭子等常常是男、女儿童都喜欢的。另外，在儿童兴趣广泛时，要有意地帮儿童拓宽兴趣面，在安全保护的前提下，让孩子尽情地探索，不要将儿童限定在一定范围内。

4．安全卫生

（1）给小年龄儿童选择玩具时玩具应质地光滑、安全结实，没有锋利的棱角，不易割伤儿童，并且没有长而细的绳索，以免绳索缠住儿童，造成意外。

（2）玩具不宜太小，以免儿童吞食。不能有小的脱落物，因为玩具零件脱落后常常被儿童送入嘴里，有导致窒息的危险。

（3）外表不脱色、不脱漆，所用原料无毒、无味。小婴儿的唾液和啃咬会使玩具不安全的部分（如含铅漆）脱落并被吞入嘴里，这是造成铅中毒的危险因素。

（4）玩具容易清洗，能晾晒。

二、不同年龄儿童玩具的选择

不同年龄的儿童对玩具的需求是不一样的。1 岁以内的婴儿应选择色彩鲜艳、易于抓握的玩具，让他练习摇、敲打、传递、捏取等动作。1 ～ 3 岁的幼儿可选择套叠桶、形状比配等益智玩具，也可选择娃娃、餐具等模仿性游戏玩具及运动玩具，促进其认知能力和精细动作的发展。4 ～ 6 岁的儿童可选择积木、拼图、橡皮泥，以及大球、跳绳等玩具，发展其创造性和身体动作的协调性。不同年龄儿童的玩具选择可参考

表 3-2。

表3-2 不同年龄儿童的玩具选择

年龄	玩具
1 岁以内	• 红绒球、花手绢、气球、红布条、纸花灯 • 各种响铃、手摇铃、拨浪鼓、橡胶或软塑的能捏或能摇的玩具 • 光滑的塑料汤匙、塑料碗等小型餐具 • 茄子、小西红柿、黄瓜等各种瓜果、蔬菜 • 硬纸小盒、套叠玩具、积木、敲打玩具 • 小围栏、小推车、球类等
1 ~ 3 岁	• 布偶玩具、图画书等 • 自制的娃娃的家，小型餐具，各种瓜果、蔬菜，积木、沙子等 • 大小不一、可套叠的硬纸小盒，拼图，能拆卸的玩具 • 球、推拉玩具、小三轮车
4 ~ 6 岁	• 图画书、分类图片 • 积木、彩纸、儿童剪子、橡皮泥、拼图 • 筷子、扣子、鞋带 • 皮球、跳绳、三轮车

三、家庭制作玩具指导

玩具可以调动儿童的思维活动，发展探索行为，有利于他们精细动作、手眼协调能力的发展。带领孩子动手自制玩具，对儿童的认知、精细动作和创造性的发展也有很大帮助。家庭玩具制作和玩耍方法见表 3-3。

表3-3 家庭玩具制作和玩耍方法

玩具	制作和玩耍方法
拨浪鼓	从彩色塑料瓶上切下长条，把塑料条放入塑料瓶中，盖紧盖子，适合儿童抓、握和摇晃
绳子穿环	将棉线卷轴和其他小物品（如切下来并打磨光滑的塑料瓶颈）穿到绳子上，两头系上，并留出一长段

续表

玩具	制作和玩耍方法
彩色杯子	选择餐具中大小不同的塑料杯子和盘子，给儿童抓、握、击打或套叠
装与倒	用笸箩、盒子、透明塑料瓶，让儿童往里装小东西（不能太小，防止儿童吞咽），然后教儿童倒出来
拼图	用彩笔在正方形或长方形纸板上画图或贴图，然后剪成两半或 4 份，让儿童拼图
书	从纸盒上剪下同样大小的纸板，每张纸板两边贴上或画上一些图画，在一侧打两个洞，穿上绳做成书
娃娃	将两块布剪成相同的娃娃形状，将边缘缝合，留出一小口，填充碎物，缝上开口，并画出娃娃的脸。教儿童指出眼睛和鼻子，讲故事或拿着玩

第四章　运动发育偏异儿童的早期干预

围生期存在轻度脑损伤或脑发育不良的高危婴幼儿，在出生后早期运动发育可能偏离正常发育轨迹，表现出可疑发育落后或姿势异常，但尚不能明确诊断。此时，如果可以尽早识别、及时干预，将会起到事半功倍的作用。婴幼儿具有很强的可塑性，此阶段运动发育是整体发育中的主要部分，其变化最快，且与认知、交流功能发育密切相关。因而，针对高危婴幼儿进行早期合理的监测和管理，一旦早期运动发育出现可疑问题或异常，及时给予个体化的科学干预，对减少后遗症的出现或减轻其功能障碍程度至关重要。

第一节　婴幼儿常见运动发育偏异问题的识别

婴幼儿的运动发育大体上遵循运动发育里程碑轨迹。大运动发育里程碑指标较少受到社会文化因素的影响，但仍有较大的个体差异性。在进行高危儿童随访时，如果发现儿童存在脑损伤和神经发育不良的高危因素且临床表现可疑或异常（可有或无神经电生理、影像学检查结果异常），在神经系统检查时发现肌张力、姿势、反射等异常，发育量表评测结果显示儿童运动方面为边缘或落后，或者神经运动发育评估水平较正常延迟，可考虑对其进行早期干预。同时，应注意排除其他疾病。

一、常见异常表现

1．婴儿躯干经常“打挺”，头后仰，手脚“很有力”的屈曲或伸直，活动时感到有阻力。

2．3 月龄俯卧时不会抬头。

3．4 月龄不能好好地看面前的玩具或对声音的反应差；仍紧握拳不松开，拇指紧紧贴住手掌，两手不能合至中线或抓取正中线上玩具。

5．5 月龄俯卧时手臂不能支撑身体。

6．6 月龄不会主动伸手抓物，不能扶坐，扶立时下肢不能负重。

7．8 月龄不会双手传递玩具，不会独坐。

8．1 岁不会用拇、示指对捏小物品，不会扶物站立。

9．1 岁半不会独走。

10．2 岁不会扶栏杆上楼梯或台阶。

11．2 岁半不会跑。

12．3 岁不会双脚跳。

二、需要考虑的其他问题

1．内耳前庭发育异常可能影响平衡功能。

2．姿势性斜颈导致婴幼儿头部姿势和运动不对称。

3．视力、听力异常可能导致婴幼儿早期运动发育落后。

第二节 婴幼儿运动发育偏异的早期干预原则

一、干预对象

1．存在脑损伤和神经发育不良的高危因素且临床表现可疑或异常，可有或无神经电生理、影像学检查结果异常。

2．神经系统检查异常，如肌张力异常、姿势异常、反射异常。

3．发育量表评测结果为边缘或落后。

4．神经运动发育评估水平较正常延迟。

二、干预原则

1．以目标性活动引导婴幼儿主动运动。

2．训练的设计体现个体化原则。

3．设计能引发婴幼儿兴趣的活动，调动内在驱动力。

4．根据婴幼儿发育水平，设计难易恰当的活动，并及时调整难度，使活动具有挑战性。

5．提供适量的辅助，确保婴幼儿有自主控制的机会。

6．应用反馈机制，给予及时奖赏。

7．活动中将运动、感觉、认知、言语相结合，贴近实际日常生活。

8．反复强化，融入生活。

9．家长指导要点明确，简单易行，必要时提供家庭心理支持，避免引起家长过度焦虑。

10．及时进行干预效果的评估，了解家庭实施情况，重视“评估 - 指导”的概念。

三、注意事项

1．早期运动干预训练是针对高危婴幼儿神经运动发育评估的偏异问题开展的，须根据婴幼儿发育的关键问题及婴幼儿正常的神经运动发育进程制定干预方案，确定干预的目标，拟定复查间隔、干预要点、具体干预方法及用具选择等。制定干预目标，将干预内容设计成游戏或目标性活动，激发婴幼儿的主动活动能力，在玩中训练，避免婴幼儿哭闹。

2．训练所用场地和器材提前准备。训练垫须平整、舒适，但不能太软，避免过多图案干扰训练目标。选择的玩具或物品避免引发婴幼儿紧张或过度兴奋。

3．保持适宜的室内温度，以 22 ～ 26 ℃为宜。婴幼儿身着稍宽松的棉质衣物，利于运动；可准备 3 ～ 5 块小方巾，用于训练时擦汗或隔汗。

4．训练宜在吃奶前后 1 小时进行，避免过饱或处于饥饿状态。训练前排空大小便，穿大小合适、质地柔软的尿裤进行训练。

5．掌握好训练时间，根据婴幼儿年龄、状态等而定，每次总时间 30 分钟左右，时间过长体力消耗太大，时间过短则效果不佳。

6．训练时保持与婴幼儿的互动和交流（图 4-1），在运动训练的同时促进婴幼儿认知等其他能力的发展。

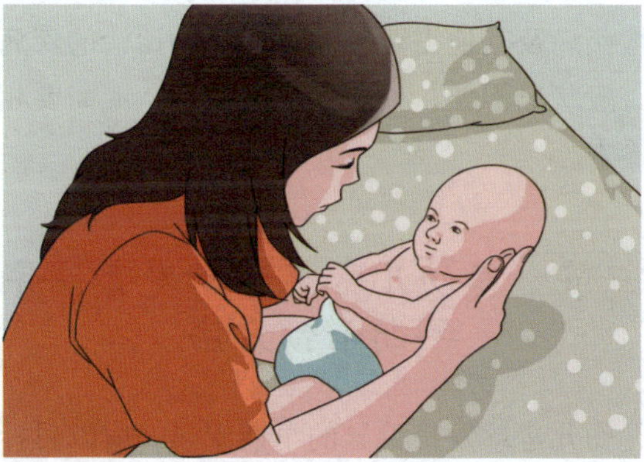

图 4-1 与小儿交流

7．训练中婴幼儿如配合得好，要及时给予正性反馈，如拥抱、食物、玩具等奖励。

8. 训练前后1小时不宜沐浴，每次训练后不要立即给孩子喝大量水。

9. 婴幼儿患有急性疾病期间应暂停训练，待疾病痊愈后再进行训练。

10. 治疗师要与家长保持密切、及时的沟通。将正确的、简单易行的训练方法教给家长，以便家长在家中操作；还要倾听家长的反馈，了解家庭训练情况。

11. 重视干预训练过程和结果的记录。干预1～2个月须再次进行神经运动评估，根据评估结果调整计划下一个干预方案、转诊或结案。

12. 对神经心理发育偏异高危婴幼儿进行早期干预1～2个月后，无改善或无条件进一步检测诊断者，须转介至上级妇幼保健机构、专科医院或康复机构进行诊治。

13. 出现异常情况时要及时停止干预，到专业机构开展针对性的康复治疗。如婴幼儿出现癫痫发作；明确疾病诊断，如脑性瘫痪、发育迟滞、代谢性疾病、神经肌肉病、染色体异常、遗传性疾病及其他需要相关医疗机构诊治的疾病；或者婴幼儿身体一般状况不佳，处于疾病急性期，或需要相关医疗机构进一步检查。

第三节　婴幼儿常见运动发育偏异的早期干预方法

进行婴幼儿运动发育偏异的早期干预，应以目标性活动引导婴幼儿主动运动，引发婴幼儿的兴趣，调动内在驱动力。训练设计遵循个体化原则，根据婴幼儿发育水平，设计难易恰当的活动，并及时调整难度，使活动具有挑战性。训练应使婴幼儿在适当辅助下能够完成，确保婴幼儿有自主控制的机会。早期干预要注意将机构训练与家庭干预相结合，给家庭的指导应要点明确、简单易行。干预训练时积极应用反馈机制，通过及时奖励不断强化婴幼儿好的表现。以下是一些常见的婴幼儿运动发育偏异的干预方法。

一、头部控制能力训练

（一）针对头部控制能力差

1．竖头控制　婴儿可取直立位，操作者用颜色鲜艳或能发出声音的玩具在距离婴儿眼睛 30 cm 左右的水平从中线位置缓慢向左右、上下移动，逗引其跟随玩具而左右、上下追随运动。进行训练时移动的速度要缓慢均匀，训练婴儿头部控制能力，必要时托住双肩辅助控制（图 4-2）。

2．俯卧抬头　在婴儿胸下垫一个小枕头或婴儿浴巾卷，双上肢放于枕前，高度为双肘屈曲时双手能触及床面（图 4-3）。用语言和玩具引导婴儿抬头，同时在婴儿的后颈部至两肩胛骨内侧进行轻叩，促使抬头。

3．亲子面对面　家长平躺，让婴儿俯卧在其腹胸部，戏耍逗引抬头。

4．拉起竖头　操作者半仰卧位，双腿屈曲，婴儿平躺在操作者腿上，头靠在膝部，操作者双手握住婴儿双上肢（肩 - 上臂 - 前臂）缓慢将其拉向坐位，促使其头前屈、竖直，反复 4 ~ 5 次。

（二）针对头部过度后仰

1．仰卧位头前屈训练　婴儿仰卧位，操作者面对婴儿，双手托起婴儿肩部，使其头颈、躯干前屈，上肢内收、内旋于胸前。操作者手指张开于婴儿头后方，以在头后坠时提供保

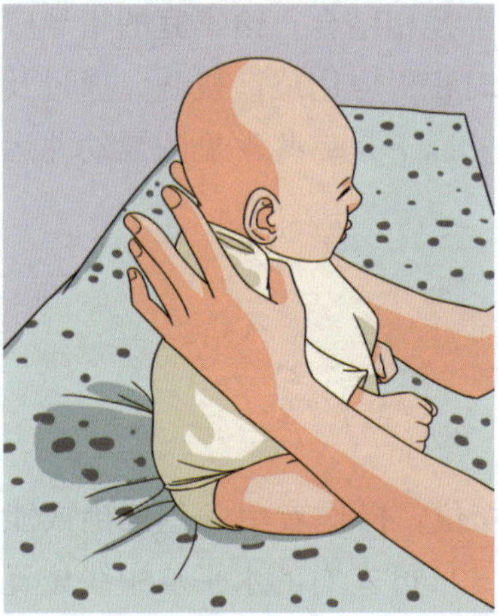

图 4-2 训练小儿竖头时，双手轻托小儿双肩，四指向上于头部后方以防止头后坠

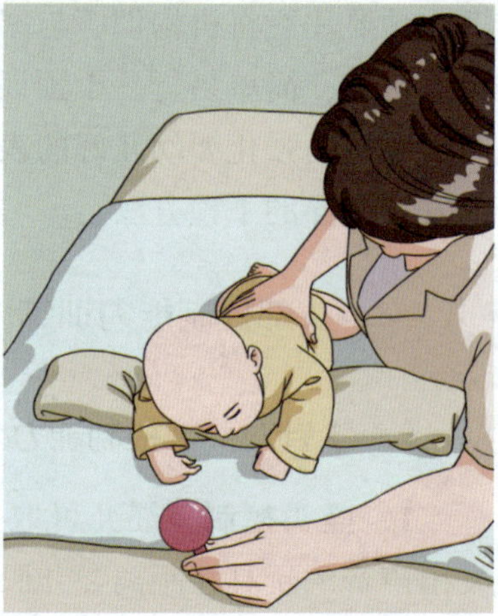

图 4-3 训练俯卧位抬头时可将小儿腋下垫高

护，同时与婴儿面对面交流，使婴儿尽可能主动维持头前屈的体位。

2．抗重力头直立控制训练

（1）仰卧位拉起：婴儿仰卧，操作者双手握持其手腕部，慢慢将其向上拉起。当婴儿肩与床面成 45° 角时停留片刻，诱导婴儿主动收缩上肢使肘关节成 90° 屈曲，促进婴儿头颈部前屈和立直，同时可提高躯干的控制能力。

（2）保持头的垂直正中位：婴儿取坐位，操作者用双手固定肩胛带和脊柱，将婴儿依次朝前后、左右方向慢慢摇动，改变身体的姿势，诱发头直立反射出现；也可从坐位将婴儿缓慢向仰卧位的方向放下，在婴儿前方用玩具诱导其头部前屈维持。

（3）球上训练：将婴儿仰卧在 Bobath 球上，使其下肢屈曲，操作者双手扶住婴儿臀部两侧，然后将球慢慢向前、向后、向两边滚动，诱发婴儿做出头前屈动作的调整反应。

（4）仰卧抬腿：婴儿仰卧在床上，操作者双手扶住婴儿两侧臀部并向上抬起，保持髋、膝屈曲位。主要用于有后仰打挺表现儿童的躯干控制能力提升。

二、翻身训练

1. 翻身训练　用玩具诱导婴儿主动翻身，必要时治疗师或家长可加以辅助（图 4-4）。

（1）从仰卧位翻至俯卧位：婴儿仰卧位，握其小腿，屈曲单侧的髋和膝带动骨盆。向左翻时右下肢屈曲，身体向左侧旋转，侧卧位时向下牵拉屈曲侧的下肢或向前下轻压骨盆上部，诱导头、躯干侧屈，再旋转至俯卧位。左右交替进行。

（2）从俯卧位翻至仰卧位：婴儿俯卧位，一侧上肢上举，

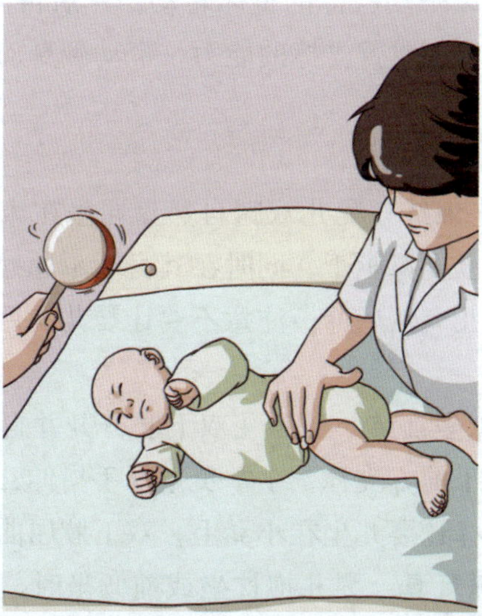

图 4-4　翻身训练时，可将手放在小儿骨盆上方，向前或向脚的方向轻压，以诱导头和躯干侧屈、旋转

另一侧上肢自然屈曲，握其小腿，屈曲单侧的髋和膝带动骨盆。向左翻时右下肢屈曲，身体向左侧回旋到仰卧位。左右交替进行。

2．躯干回旋运动 将婴儿直抱在怀中，头部不给支持，用玩具从不同方向逗引或呼唤，使其身体向玩具方向转动60° ~ 90°，无回旋时可给适当的帮助。

3．穴位刺激翻身 侧卧位刺激推拿风池、环跳穴（臀部外上方）和肩部的肩井穴使其翻成俯卧位。左右交替进行。

4．手口眼足协调性训练 婴儿仰卧位，让其两手抓双足放至口部。也可让婴儿双下肢上抬、臀部上抬，治疗师握住婴儿的骨盆进行前后、左右摇动，这样有助于骨盆的控制及躯干姿势的调整，有助于平衡能力的建立。

5．肩带动旋转训练 婴儿置于仰卧位，扶其一侧肩部慢慢地向左前方或右前方移动，并用感兴趣物品吸引其移动侧上肢伸手够取，以带动身体的整体转动，然后再向另一侧进行。可训练躯体旋转和单臂支撑的能力，带动翻身动作。

三、坐的训练

1．抱枕坐训练 婴儿双腿自然盘屈坐在床上，在其双腿上放个大枕头以支撑躯干，同时在其身后不远处再放一个枕头或被子以防婴儿突然后仰。注意不要让婴儿向后靠在后面的被子上。

2．前支撑坐训练 让婴儿双下肢分开并自然屈曲，躯干前倾，双上肢于前方支撑，手掌负重、手指伸开。如果下肢肌肉紧张，可选择让婴儿坐在小凳上，双下肢屈曲位进行训练。

3．坐位抓玩具 婴儿抱枕坐或前倾坐时，在婴儿胸前方摆放或悬挂玩具，诱导婴儿抬手够取、抓摸玩具，伸展躯干（图 4-5）。

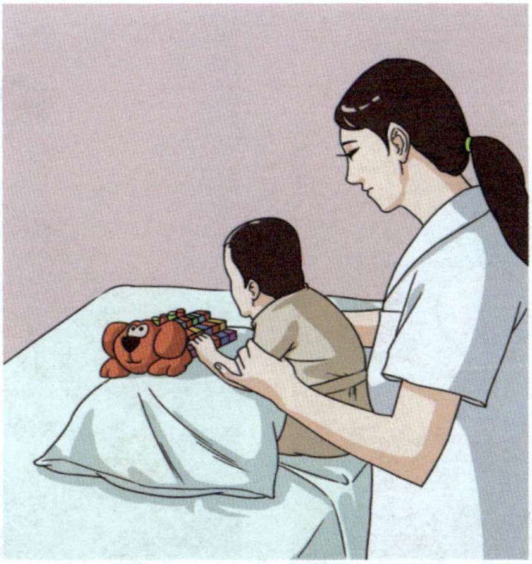

图 4-5　婴儿在辅助坐位下用双手操控玩具。如果婴儿不能独坐，可以将适当高度的枕头压在腿上，以帮助支撑躯干

4．坐位躯干扭转　婴儿取坐位，诱导、辅助肩及腰部向一侧缓慢扭转，左右交替进行。

5．独坐平衡训练　婴儿取坐位，用感兴趣物品引导婴儿由近及远向各方向够取物品。也可以向前后、左右轻推婴儿，诱导出坐位平衡反应，注意保护，避免摔倒。

四、爬行训练

1．腹爬训练　腹部贴地爬是婴儿爬行能力发展的前提。可用玩具在前方逗引，帮助婴儿向前爬。婴儿俯卧位，握住下肢一侧，使其屈髋屈膝，足部接触支撑面，诱导其蹬直下肢往前爬行。再屈曲另一侧下肢，左右交替（图 4-6）。

2．膝手支撑爬　婴儿膝手跪位，用围巾或床单绕在婴儿腹下并向上提起，以协助婴儿膝手爬行；逐渐减少拉力至建立独立爬行（图 4-7）。

3．爬过障碍物　引导婴儿从枕头、训练者大腿等障碍物

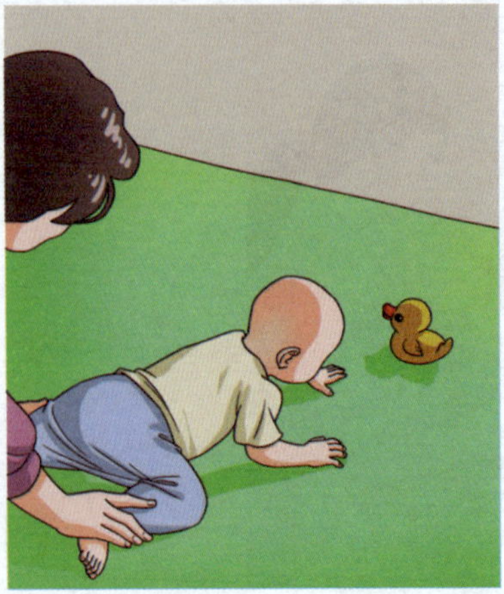

图 4-6 训练腹爬时，可辅助婴儿足踝接触支撑面

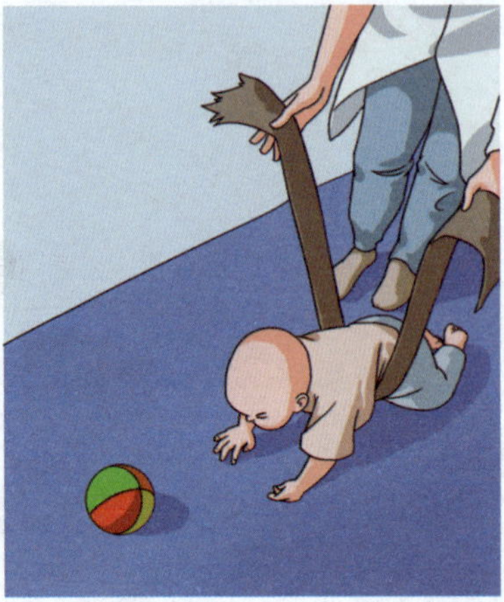

图 4-7 用长毛巾绕在婴儿腹下并向上提起，帮助婴儿膝手爬行

上爬过。

4．穴位刺激俯爬 婴儿俯卧位，交替刺激其下肢环跳穴，促进下肢俯爬；婴儿俯卧位，交替刺激其上肢肩井穴，促进上肢俯爬。

五、站立训练

1．扶物站立 让婴幼儿练习扶着围栏站立，随着能力的提高，逐渐过渡到扶茶几或沙发等平面支撑物站立，然后是扶墙或门等站立。

2．坐起和坐下 婴幼儿坐于小凳子上，双足后置，足尖与膝垂直，全足负重，用够取感兴趣物品的动作引导婴幼儿重心前移，然后从坐位站起（图 4-8）。坐下时用同样的方式引导婴幼儿保持重心前移，缓慢屈膝，降低重心后再有控制地坐下。必要时提供辅助。

3．蹲起 将婴幼儿摆放于蹲位，使其双足分开与肩同宽，

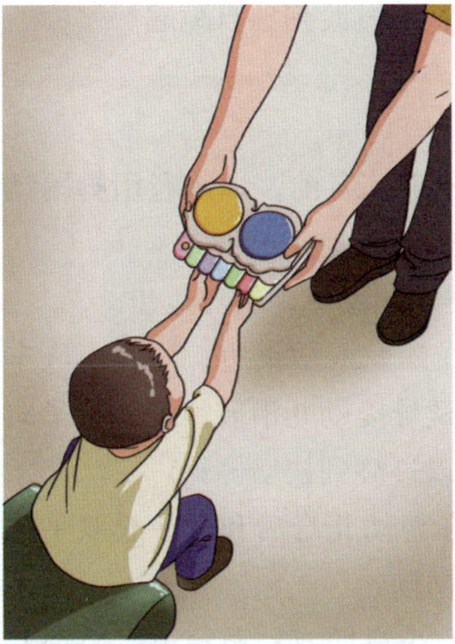

图 4-8　用目标物引导婴幼儿重心前移，然后从坐位站起

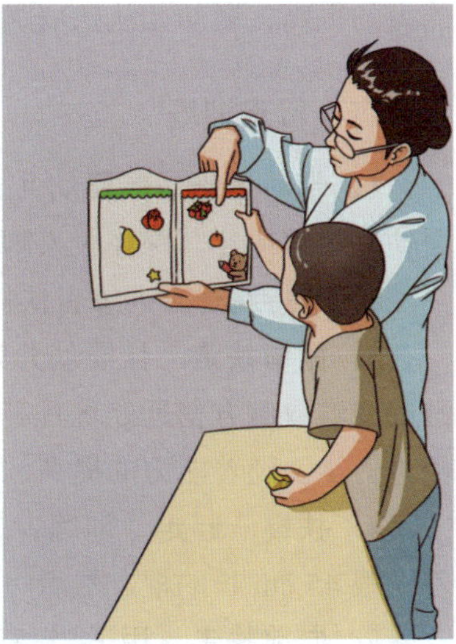

图 4-9　引导婴幼儿扶站时向侧方移动重心

诱导、辅助婴幼儿重心前移，使膝盖超过脚尖，再进行蹲起训练。

4．独站　当婴幼儿站在矮桌边或墙边时，递给他一个玩具，使他松开一只手由近及远向各方向够取玩具，然后逐渐过渡至双手够取玩具，达到独站（图 4-9）。

5．跪立训练

（1）跪位：让婴幼儿扶住栏杆或沙发等物体，双膝跪地，通过引导其向上够物，使其伸髋、屈膝 90°。必要时可扶持婴幼儿两侧髋部，帮助其双髋关节充分伸展（即挺直腰部）。随着控制能力的提高，逐渐减少对婴幼儿的扶持，婴幼儿也减少抓扶物体，以达到可独自保持跪位。

（2）跪起：在双膝跪位的基础上，婴幼儿一条腿屈髋踩地，双手扶栏杆或沙发，训练者诱导其重心前移、站起。随着能力的提高，婴幼儿从扶墙跪起逐渐过渡到独自跪起。

六、行走训练

1．带动迈步 扶婴幼儿立于训练者前，训练者用脚踢动婴幼儿足部或让其踩在大人脚上带动婴幼儿迈步。

2．扶持踢球 训练者扶持婴幼儿踢球，引导迈步。

3．侧向扶走 让婴幼儿站在沙发或矮桌边，玩开小汽车游戏或够取侧方稍远处玩具等，诱导婴幼儿沿着沙发或桌子向侧方迈步。随着能力的提高，可以过渡到扶墙侧行。

4．扶棍一起走 训练者站在婴幼儿身后和他一起双手扶着一根 45 cm 长的棍，然后一起向前走。

5．向前扶走 用适当高度的小桌摆成一条窄道，婴幼儿在窄道内双手扶两边小桌，用感兴趣的物品吸引其前行。随着能力的提高，逐渐加宽窄道，向独立行走过渡（图 4-10）。

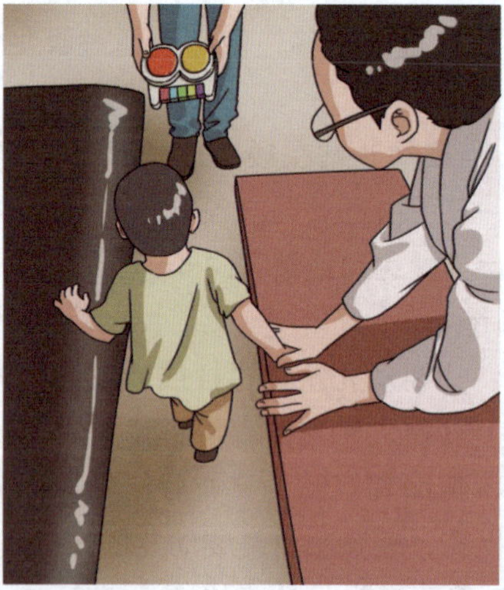

图 4-10 通过按压婴幼儿扶家具的手辅助其在窄道内前行

6．踏步训练 在地上放三四个纸团，让婴幼儿扶小桌或墙踩纸团；或玩吹泡泡游戏，当泡泡接近地面时让婴幼儿踩；还可以玩踏步和跺脚的游戏。

七、上下楼梯训练

1．扶上台阶　扶着儿童的手迈上、迈下一个矮盒子或路边的台阶。

2．上下台阶技巧　上台阶时前面的腿屈膝，重心前移（膝关节超过脚尖），然后蹬直前面的腿，同时后面的腿离地，放上台阶；下台阶时，后面的腿屈膝，降低重心，同时前面的腿慢慢放下台阶，避免失控落下或前冲。

3．辅助上台阶　儿童双手扶住阶梯栏杆，面向楼梯上方，训练者可在儿童后方，辅助扶其髋关节，协助其上楼梯训练。

4．独自扶栏杆上下楼梯　儿童双手或单手扶住阶梯栏杆，进行独自扶栏杆连续上下楼梯训练。

八、双脚跳训练

1．跳下训练　扶着儿童的手带动他从矮的物体或台阶上跳下，同时配合启动指令，如“一、二、三、跳”。

2．原地跳训练　扶着儿童的手带动他原地跳起并配合指令。

3．跳过障碍物　在地上放一根绳子或棍，示范给儿童看如何跳过这些物体，然后扶着儿童的手，让他和训练者一起跳。

4．连续跳跃　在地上摆一条像蛇样的波浪形绳子，告诉儿童连续跳过蛇。或从纸板上剪一些形状块，如圆形、正方形、三角形等图片放在地上，让儿童跳进、跳出这些图形，一边跳一边说出图的形状。

5．演示给儿童正确的跳跃技巧　启动时上肢向后，膝关节屈曲，身体前倾，随着上肢向上或向前摆动进行跳跃，落地时膝关节微屈。当儿童跳跃时，可提示他用正确的方式，如

“向前摆动胳膊”“屈膝”。

九、手的抓握异常训练

1．诱导握持 把大小不同的直棒玩具（如摇铃等）或家长的手指插入婴儿手中，诱导其抓握；然后再换为其他形状的物品，如环形玩具、玩具钥匙、布制玩具、毛巾、纸片等训练握持。

2．诱导伸指抓握 用玩具碰触或叩击婴儿拇指及其他四指的背侧，诱发伸指抓握。

3．伸手够物 无论是在仰卧位还是在坐位，或者是肘支撑俯卧位，均可进行够物训练。训练时将玩具放在婴儿手边，诱导其抓握，然后移动物体，促使婴儿的上肢向中线位及各方向跟随物体并够取，训练手眼协调能力。

第五章　感知觉偏异儿童的早期干预

在日常生活中，大脑接受各种感觉信息，例如视觉、听觉、嗅觉、本体觉等，同时需将各种信息进行加工、处理和整合，通过反馈系统指挥身体做出适应性的反应。良好的感知觉处理能力对于儿童的运动协调性、精细活动发展、自理活动、学习 - 认知能力以及社交能力有着深远的影响。0 ～ 6 岁的儿童随着年龄的增长，感知觉功能不断发展和完善，各个感觉系统也在不断地协调整合，早期对儿童进行感知觉的干预会对儿童的认知发展起到重要的作用。

第一节　婴幼儿常见的感知觉与认知偏异行为识别

感觉（sense）是视觉、听觉、嗅觉、味觉、触觉、前庭觉和本体觉感觉器官的功能体现。知觉（perception）是对输入的感觉进行解释和整合的过程，与儿童的认知功能和学习行为密不可分。发育早期的感知觉与认知偏异可以在家庭生活或诊室中通过观察儿童的行为进行早期识别，也可通过标准化筛查量表来发现。感知觉与认知行为是否发育正常或发生偏离，需用标准化的诊断量表进行评估后予以进一步确定。常用的量表是测试发育水平的各类量表，如 DDST 发育筛查量表、年龄与发育进程问卷（Ages & Stages Questionnaires，ASQ-C）和 Gesell 发育诊断量表等，均能在不同水平发现儿童感知觉与认知行为的偏离。

一、常见表现

（一）视知觉偏离的表现

1．注视和追视问题，如：1 ~ 2 月龄仰卧时，不能注视 20 ~ 30 cm 视线内母亲的脸或颜色鲜艳的玩具；3 月龄时，不能追视 60 cm 视线内人脸或小红球；6 月龄以上不能垂直追视掉下的无声小球等。

2．2 岁以上的儿童与同龄儿童相比，常表现为视觉与其他能区的协调能力较差，如：容易被绊倒；对图形的辨别能力差；经常把鞋穿反；抄字速度很慢，笔迹潦草，经常把字写到格子或行线外；不能直观地评价大小或长短等。

3．标准化发育量表评估时，适应性能区及精细动作能区与视觉相关的项目未通过的较多。

（二）听知觉偏离的表现

1．新生儿期，对于大的声音，儿童未表现出惊跳或肢体活动，或呼吸节律改变，或睁开眼睛、或哭的行为。

2．2 ~ 3 月龄时，用手托起婴儿头颈部，婴儿不能跟着人声或耳边捏响的玩具转头。4 ~ 6 月龄时，婴儿对身边的人声或其他声响未出现注视、停止活动、转头等行为。7 月龄以上不能主动寻找发声物体。

3．虽然听力正常，但充耳不闻或有听觉敏感。

4．出现听觉处理方面的问题，表现为听故事时显出不耐烦的样子，经常打断别人说话；复述故事颠三倒四、逻辑不清或丢失信息多；喜欢自己看着读而不愿听别人读。

（三）触觉防御或迟钝的表现

1．触觉防御

（1）逃避触碰：不愿意接触某种材质，常站在队伍的最后面，不参加有身体接触的活动，喜欢自己玩耍等。

（2）厌恶不具有恶意的触碰：不喜欢被抱或被举高，不喜欢洗澡、剪指甲、剪头发、洗脸，不喜欢刷牙，不喜欢玩沙子、手指画等。

（3）对不具有恶意的触碰产生反常的反应：儿童对别人轻轻触碰他的脸、手臂或脚感到非常讨厌；当别人靠近时，表现出非常讨厌而生气。

（4）对触碰或接触，或是对于需要建立亲密的关系，产生不喜欢、退缩或负面情绪。

2．触觉迟钝

（1）对感觉事件和疼痛反应不足。

（2）嗜睡、情感淡漠，总是处于低觉醒状态，常让人觉得懒惰或缺乏动机。

（四）前庭觉失调的表现

1．多动不安，逃避或害怕运动。

2．协调性差，常撞到东西或跌倒，不听指挥。

3．害怕旋转、跳动，闭上眼睛容易摔倒。

4．喜欢不停地旋转而不会恶心或头晕。

（五）本体觉失调的表现

1．运动发育迟缓，动作笨拙，常会无缘无故地摔倒。

2．身体控制能力差，常不能按指令停止。

3．常会因用力过大而损害玩具或因用力过小而抓不住东西。

二、需要考虑的其他问题

1．在视、听觉方面，对于早产、低体重等高危儿童应重视视、听觉的筛查，通过早期筛查、增加检查频次，尽早发现视、听觉问题。

2．对于触觉、前庭觉、本体觉等方面的异常，应重视与孤独症谱系障碍的鉴别诊断。可依据国内外孤独症谱系障碍相关指南进行区别。

第二节　婴幼儿感知觉偏异的早期干预原则

一、干预原则

1．“恰恰好”的原则（选择最近发展区项目） 选择难度适宜的项目，即儿童可以完成但需要付出努力的项目。这类项目不会太困难（易造成儿童感到挫败），也不会太容易（易造成儿童感觉无聊）。成功的体验可促进儿童能力的发展，并且让儿童相信自己是有能力的个体。

如果有的活动对于儿童来讲完成起来过于困难，可以把活动分成小段，给儿童更多的成就感。

2．以儿童为中心的原则 坚持以“兴趣”为主导，尊重儿童的发展规律以及儿童发展的差异性，突出儿童的主体地位，充分调动儿童参与的积极性。在出现问题时，不可轻易责怪，要从儿童的角度解读问题，实时加以调整。

3．游戏性原则 游戏是儿童，尤其是低幼儿童的学习方式。因此，干预时应在愉悦的环境下，将干预内容设置为游戏，在游戏的过程中实施干预内容，提高干预的有效性，促进儿童的发展。

4．以功能为导向的原则　训练以提高儿童的各类功能为目的。干预不仅仅是为了提高某种技能，也是通过干预促进儿童神经系统的整体发育，包括运动协调性、精细动作、自理能力、学习能力以及社交能力的发展，以促使儿童在适应环境以及与人交流时的能力得以改善和提高。

5．安全的原则　排除影响视力、听力的疾病后方可进行干预训练。训练需在儿童状态良好时进行，持续时间根据儿童状态而定。不强迫儿童，同时注意预防意外伤害。

二、注意事项

1．视觉训练方面　要首先排除影响视力的疾病，之后方可进行干预训练。训练需在儿童状态良好时进行，持续时间根据儿童状态而定。

2．听觉训练方面　要首先排除影响听力的障碍，之后方可进行干预训练。训练需在儿童状态良好时进行，持续时间根据儿童状态而定。

3．触觉训练方面　触觉训练应循序渐进，特别是对于触觉敏感的儿童，应更多地鼓励孩子主动发起触觉体验，不要强迫，也应随时关注儿童的情绪状态。

4．本体感觉训练方面　根据儿童的能力选择难度，不宜难度过大，预防意外伤害。可以充分运用生活中的活动来加强本体感觉处理能力。

5．前庭觉训练方面　要注意安全，并随时观察孩子的表情。根据儿童的能力选择难度，不宜难度过大，预防意外伤害。

第三节　婴幼儿常见感知觉偏异的早期干预方法

在儿童早期，感知觉的偏异会造成认知功能的损伤或增加认知发育障碍的风险。针对儿童感知觉偏异的干预训练，大多也可作为儿童认知功能的训练。训练者需掌握儿童心理发展的基本概念。感知觉训练最好从婴儿期开始，在每个时期坚持不懈。丰富的感知觉刺激不仅发展儿童对不同刺激的鉴别能力，还能提高感觉和认知能力以及感受能力，以使其完成诸如阅读和书写等复杂的行为。根据手册编写目的及使用者的工作条件，本章节仅对常用且易与生活相结合的方法进行了介绍，在实际训练和干预中，训练者可以因地制宜、遵循发育的原则进行扩展和深化。

一、视觉训练

（一）追视

适合对象：不追视或追视不协调的儿童。

1．红光追视训练　可用于6月龄以内完全不追视的婴儿。儿童仰卧位，在较暗的环境下，距离儿童面部20～30 cm，用蒙红布的手电筒照在儿童头顶上方，之后从中线开始引导儿童持续地追踪红光。

2．仰卧位追视训练　对于4月龄以内的婴儿，可在距离儿童眼睛25 cm左右的地方，利用母亲的脸或颜色鲜艳的玩具（直径4～6 cm）、黑白及彩色卡片或者面对面与儿童轻声讲话等方式引起儿童注意后，左右或上下移动，让其眼睛能够追随移动。必要时可托住婴儿头颈部，辅助其转头。

3．坐位追视训练　对于4月龄至1岁以内的婴儿，可抱其呈坐位，在桌面上用细绳慢慢拉着玩具移动或用滚动玩具逗引儿童追视。

4．幼儿追视训练　操作者与儿童面对面站好或坐好，做踢、扔、推或接球的传递活动。每次活动持续 10 分钟，每日次数根据儿童状况确定，并将此类活动融入日常生活中，经常玩耍。

注意事项：排除影响视力的疾病后方可进行干预训练。训练需在儿童状态良好时进行，持续时间根据儿童状态而定。当儿童不再追物或烦躁、哭闹，需停止训练。一般一次训练持续 2 ～ 5 分钟，一天至少进行 5 次。干预 2 周，如果追视行为未见明显好转，则需转诊。

（二）注视

适合对象：不注视或注视时间短的儿童。

1．注视人脸　适合 1 岁以内婴儿。面对面和儿童说话，让他可以看到家长的面部，讲话时口型、语气、表情要适当夸张。

2．共同注视　在玩耍过程中，引导孩子跟随母亲的目光，共同注视小丸、图画等不同大小和形状的生活物品（如红枣、小西红柿），观察儿童的注视行为和时间。如果儿童不注视，可以用目光、手势、语言引导注视。

3．藏猫猫　对于 6 月龄以上的儿童，可以玩“藏猫猫”的游戏。训练者的表情和动作可适当夸张。游戏时，训练者可用双手捂住脸或盖住玩具。

4．闪卡　适合任何年龄的儿童。使用不同种类的图片，包括黑白图案、彩色图片、物品图片等，规格为 21 cm × 21 cm。每次 10 ～ 15 张摞成一摞，在儿童注视的情况下，间隔 1 秒将后边的一张放到前边，同时念出卡片的内容。持续时间根据儿童注意行为的持续时间而定，稍作延迟停止即可。

注意事项：①排除影响视力的疾病后方可进行干预训练。②训练时，注意保护儿童的注视行为，避免频繁干扰。③人脑获得的信息中80%来自视觉，因此生活中任何需要视觉的活动都是训练儿童视觉注意的机会，需要父母用心观察和提供"学习"的机会。④当儿童自发地玩玩具或摆弄物品时，家长不要过快地介入，先观察，需要时再介入引导儿童玩玩具或摆弄物品。⑤每次玩玩具或物品时，儿童选择了感兴趣的玩具后，将多余的玩具收起，避免玩具过多呈现在儿童面前，影响其视觉注意的发育。

（三）手眼协调

适合对象：手眼不协调、行为笨拙的儿童。

1．吃手与自喂　允许儿童吃手、啃清洁安全的玩具，鼓励儿童自主抓握玩具、摆弄安全物品、玩水、沙子等。6～7月龄及以上的婴儿，引入固体食物时，鼓励儿童学习自喂食物和手扶杯饮。

2．拿捏训练　6月龄以上儿童可进行拿捏训练。提供小丸、积木等家庭易获得的物品，在保证安全的同时，训练儿童手眼协调能力，促进认知的发展。

3．玩具训练　对于1岁以上儿童，鼓励其练习涂鸦，示范并引导儿童画线条、图形等。2岁左右儿童可以玩型板，用有方形、圆形、三角形等嵌合的玩具，引导儿童将不同的积木放于对应的形状中；也可以玩把衣服夹子放入矿泉水瓶中等游戏。给3岁以上的儿童提供安全剪刀、纸等，鼓励其学习使用剪刀。

4．家务劳动　鼓励儿童学习按按扣、解扣子、系扣子、拉拉链。为儿童提供参与家务劳动的机会，如一起摆碗、洗小手绢、摘菜等，使儿童尽早使用勺子、筷子自己吃饭等。

5．手指游戏 可以和儿童玩“小鸟对对飞”等手指游戏。“小鸟对对飞”的游戏就是让儿童用一只手的示指与训练者的一个示指相碰，说到“小鸟对对飞”时各自分开，然后再对到一起。这些游戏刚开始时可以手把手做，后面可以让儿童自己做。

注意事项：①儿童出生后不要戴手套，使其双手自由触及物体。②生活中任何需要手、眼共同完成的活动均可作为训练的内容。③玩具的大小、形状要适合儿童抓握。④抓握过程中儿童关注自己的手与玩具。⑤儿童抓握的物品要安全，避免意外发生。⑥对儿童的行为进行鼓励，及时使用强化物进行强化。⑦干预前后效果不明显者转诊。⑧在精细动作训练内容中，任何与眼协同的内容均涵盖了手眼协调能力训练，同时可促进儿童认知能力的发展。

（四）匹配与分类

适用对象：对图形和颜色认知差的儿童。

1．随处学 外出时可以随时让儿童找出与形状、颜色相关的物品，例如公交车是长方形的、黄色的，轮子是圆形的、黑色的。给儿童创造机会来观察并认识形状、颜色。家长可以尝试告诉儿童一个物体是由哪些图形或颜色组成的，使其明白生活中的图案和颜色，从而享受其中的趣味。随时随地学，每次强调 2 ～ 3 遍。训练内容不一定要求儿童用语言表达，用手指指出物品也可以。

2．配对游戏 进行实物与实物配对、实物与图片配对、图片与图片配对等游戏。配对可以从名称、动作、用途、颜色、形状等几个方面入手，做分类、对应的游戏，由易到难进行。

3．分类游戏 可采用不同形状、大小的积木来练习。例如从同一颜色、不同形状的积木中挑出某一种形状的积木放在一起，或者从同一形状、不同颜色的积木中挑出某一种颜色的积木放在一起。开始时要从简单的形状、颜色开始训练，形状从圆形、正方形、三角形开始，颜色从红色、黄色、黑色、白色开始。

4．拼图游戏 根据儿童目前的认知水平选择不同难易程度的图片。小年龄段的儿童可选择简单物品、动物等拼图；4、5 岁年龄稍大的儿童，可以进行相对复杂一些的拼图游戏。图片可以是常见的生活物品、动物、水果以及在做不同事情的人，或者去过的地方。可以制作若干套用于匹配的图卡，图样要清晰，从儿童熟悉的实物图卡开始。例如将画有一只狗的图片剪成几部分，让儿童拼起来。

注意事项：①在游戏中进行训练，避免强迫儿童。每次训练持续 5 ~ 10 分钟，每日需训练 1 ~ 2 次。②以鼓励为主，保护儿童的安全感，增加其自信心。③培养家长“玩中学”的意识，强调亲身示范，结合生活进行相关内容的训练。

二、听觉训练

（一）追声源

适用对象：不追声源的儿童。

1．声音刺激 儿童 4 月龄前，父母在耳边轻声呼叫或用有柔和悦耳声音的玩具在儿童耳旁 10 ~ 20 cm 处发声，逗引儿童转头寻找声源，必要时用手辅助儿童转头。儿童 4 月龄后，可呼叫儿童的固定名字。如果儿童完全不能追寻声源，可先让儿童看到说话人的脸或发声的玩具，然后慢慢移动人脸或玩具，引导儿童跟随声源转头。

2．交流 可经常面对面与儿童说话，配合眼神、手势，在日常生活和养育过程中进行交流。说话者语气和表情要夸张、丰富并有变化。

注意事项：①排除听力障碍后方可进行训练。②声源的距离不能太近，声音不要过大。③儿童良好状态下皆可进行干预，根据儿童状态持续 1 ～ 3 分钟。

（二）分辨自己的名字

适合对象：叫名字无反应或反应差的儿童。

1．名字天天叫　全家人统一呼唤儿童同一个名字，在日常生活中均使用同一个名字，如“妈妈喂乐乐喝奶”“乐乐在玩积木”。

2．“躲猫猫”游戏　玩“躲猫猫”游戏时，经常叫儿童的名字，通过声音、动作的结合促使儿童对自己的名字敏感。

3．触、视、听共用　当需要叫儿童名字时，同时用手拍一拍儿童肩膀，并有眼神的注视与交流，视、听、触感知觉共用，加强儿童对名字的认知。

注意事项：①排除听力障碍后方可训练。②家人对儿童的称呼要统一。

（三）分辨声音

适合对象：不能分辨不同声音的儿童。

1．循声找物　给孩子听日常生活中的各种声音，对应每一种声音准备一张图片或一种实物玩具，让儿童一边听声音一边找出对应的图片或玩具。

2．声音追踪　蒙上儿童的眼睛，在儿童四周走动并发出声音，让儿童判断声音的方向，并追踪声音。根据儿童兴趣，持续 10 ～ 15 分钟。

3．声音模仿　训练者用嘴模仿出各种动物和自然界的声响，鼓励儿童模仿这些声音。

4．生活课堂 引导儿童倾听并识别养育环境中的各种声音，如门铃声、电话声、说话声、动物叫声、交通工具的声音、大自然的声音等。常带儿童去接触大自然，聆听大自然中的各种声音。

注意事项：①声音要清晰，听起来舒服。②刚开始时不要选择太相像的两种声音。

三、触觉训练

在玩耍过程中了解儿童的触觉感知的行为表现。对于触觉敏感的儿童，干预时注意沟通、动作轻柔，逐渐增加刺激强度；对于触觉迟钝的儿童，要注意增加刺激强度。

（一）针对触觉敏感的儿童

1．抚触操 对儿童全身皮肤进行抚触，最好在儿童洗浴后进行。抚触时根据儿童的触觉敏感程度调整力度，让儿童感到有一定的力度，从而调节儿童皮肤对触觉的敏感性。每次10 ~ 20分钟，每日1 ~ 2次。

2．玩水 适合1岁以上的儿童。家长和儿童一起玩水，感觉水的温度，以及水的流动和冲击等。也可取来瓶子和海绵，让儿童想办法把水装进瓶子里（用手捧水或海绵吸水）。

3．踩一踩 让儿童脱掉鞋子，赤脚踩不同质地、不同材料的垫子；也可在软硬度不同的垫子上玩滚动游戏。每次训练持续5 ~ 10分钟，每日训练1 ~ 2次。注意从儿童可以接受的、熟悉的质地开始训练，然后循序渐进，加入不同质地、不同材质的垫子，以增加儿童的触觉经验，改善触觉敏感。

（二）针对触觉迟钝的儿童

1．挠痒痒　将丝质的小方巾放到儿童的手心里，轻轻来回拉动小方巾，让小方巾不断摩擦儿童的手心；还可以换成其他不同质地的方巾。每次可玩 5 ～ 10 分钟。还可以用小方巾轻快擦刷儿童身体的不同部位，不断变化力度，提高儿童的触觉反应。

2．摸摸看　在一个小袋子里放两种形状不同的积木，给儿童出示一个积木，让他从袋子里摸出一个相同的积木。家长也可在大床上摆放各种样式、各种质地、各种材料的物品，并藏进被子里，引导儿童将手伸进棉被，依靠触觉寻找家长所说的物品。每次可玩 10 ～ 15 分钟，注意要选择安全的物品。

3．裹一裹　适用于 1 岁以内婴儿。把儿童放在不同质地的毯子上包好，露出头部。家长用手轻按毯子让其皮肤感受不同质地。分松、紧两种包法包住裸体儿童，更利于其感受被包裹的不同感觉。根据儿童状态，可持续 10 分钟左右。

4．刷一刷　最好在儿童不穿衣服的情况下进行，拿软、硬毛刷子、硅胶刷、干燥毛巾在儿童身上轻轻刷，由颈部开始，之后依次在前胸、后背、双臂、双腿反复轻刷。每次持续数分钟。

同时，婴儿抚触是进行触觉训练的重要方法，同时可增进亲子互动。婴儿抚触的具体方法是：保持室温在 25 ～ 28℃，婴儿取仰卧位，最好能裸露全身，寒冷季节家庭中室温较低时，亦可穿内衣进行，不强求完全裸露。操作者修剪指甲、洗手，取适量婴儿润肤油或润肤乳液于手中，分别按摩头面部、胸部、腹部、四肢和背部，每天 2 ～ 3 次。婴儿哭闹厉害时可暂停抚触，给予安慰。在进行婴儿抚触时要注意时刻和婴儿进行目光交流，并用温柔的声音告诉婴儿在按摩他的小脸、小手、小肚子、小屁股等，或边进行抚触边跟婴儿说话、逗引。

注意事项：①给儿童抓握的丝巾不宜太宽，最好能让儿童抓在手心里。②毛刷刺激时注意有无过敏表现，刷子不要过于粗糙，不要磨伤儿童的皮肤。③进行抚触时，注意室温保持在 25 ～ 28℃。

四、本体感觉训练

1．听指令做动作　家长坐在儿童对面喊口令，让儿童摸五官或做相应的表情。比如家长喊“眉毛”，儿童就摸眉毛；家长喊“哭”，儿童就做出哭的表情。也可以让儿童和家长比赛，看谁反应速度快、准确到位。根据儿童兴趣，持续 10 分钟。家长可以先给儿童做示范。

2．爬越障碍物　将被子做成被卷、枕头样，让儿童爬上爬下，翻越障碍物。

3．模仿小动物　推荐活动：①森林动物会：家长指导儿童模仿不同动物的动作。比如模仿大猩猩时，儿童双手双足着地，臀部抬高，向前爬行；模仿小鸭子时，儿童蹲着走；模仿蛇时，儿童趴在地上，匍匐向前爬行。②蹦蹦跳：家长边唱歌谣“小白兔，蹦蹦跳；蹦得高，跳得远；一跳跳到大门前”，边引导儿童向上跳高、向前跳远、连续蹦跳等。

4．抓玩具　将玩具吊在半空中晃动，引导儿童调整体位和姿势来抓。也可增加难度，让他尽可能多地抓住空中悠过来的玩具。玩具可吊在较高的位置，甚至需要儿童跳起来抓。该游戏也可锻炼儿童的手眼协调能力。

注意事项：选择安全、柔软的玩具，玩具吊的高度是儿童能够够到的距离。

五、前庭觉训练

1．身体游戏　经常与儿童玩身体游戏，如轻柔地将儿童举起、放下；搂着儿童的胸部或腹部向前飞、向后飞，或从一边飞向另一边。3 月龄以下婴儿可放入被单中轻轻摇动。

2．球上运动　根据儿童年龄选择不同直径的球，通过控制儿童的胸腹部或者髋关节将儿童固定在 Bobath 球上，让儿童处于仰卧位、俯卧位或者坐位等姿势，然后使球前后左右匀速有节律地滚动，也可以上下颠弹。每次训练 15 ～ 20 分钟，每日训练 1 ～ 2 次。

3．荡秋千　家长帮助儿童坐到秋千上，指导儿童双手抓紧秋千吊绳并坐稳。家长先缓慢地前后摇晃秋千，待儿童适应后再逐渐增加摇晃幅度和速度。摇晃过程中随时观察儿童的表现，以调整节奏、速度和方向。

注意事项：注意安全。如果儿童有惊慌的表情，则不再进行。根据儿童的能力选择难度，不宜难度过大，预防意外伤害。

小贴士

为便于掌控 Bobath 球及保护儿童安全，建议 6 月龄以内选择直径 50 cm 左右的 Bobath 球，大于 6 月龄可选择直径 70 cm 左右的 Bobath 球。

第六章　语言发育偏异儿童的早期干预

语言发育落后是很复杂的临床表现，这里是指单纯语言发育迟缓而不合并听力、认知、社会交往等其他发育异常。不能忽视的是，早期语言落后可能与后期认知能力落后、学习技能缺陷相关，所以不能仅仅认为是语言落后而忽视其他。

第一节　婴幼儿常见语言发育偏异的识别

语言发育落后是很复杂的临床表现。单纯语言发育落后的情况很少，大部分以认知落后为主，但要先排除听力及视力异常。

一、常见异常表现

1 岁内：发音等较同龄儿童差，如没有“咿咿呀呀”发声，不会发“嗒嗒”等音。

1 ~ 2 岁：不会按照要求指人或物。

2 ~ 3 岁：不会说物品名称，不会说 2 ~ 3 个字的短语。

3 ~ 4 岁：不理解或不会回答简单问题。

4 ~ 6 岁：不能简单叙述事情经过，不会表达自己的感受或想法。

口吃：发生于 5 岁前的暂时的言语不流利现象，表现为言语间断、重复和延长等。主要发生时期是儿童开始学习语法，将单词组合成句子的时候。

二、需要考虑的其他问题

对于主诉为语言发育落后的儿童，建议按照以下步骤进行诊断及干预。

1．听力学评估　听觉是感受语言的重要途径，如果儿童听力受损害，会影响言语的辨认，导致阅读困难，可能表现为语言发育落后。因此，对于语言发育落后的儿童，应检查听力，如发现听力异常，应及时转至相关专业科室或机构诊治。

2．眼病筛查及视力检查　视力与儿童模仿、与人交流、阅读等能力的发展密切相关。因此，对于不注视或与人没有目光对视的儿童，应进行视力检查，如发现视力异常，应及时转至相关专业科室或机构诊治。

3．语言发育及其他能力发育筛查　使用标准化发育筛查量表如DDST、图片词汇测试等进行筛查。对于语言发育或认知等其他能力发育可疑或异常的儿童，应及时转至相关专业科室或机构诊治。

4．经过专业科室或机构确诊为语言发育落后，但落后程度没有达到异常者，可在县级医疗及特殊教育机构进行干预。对于所有语言发育落后的儿童，应在专业人员指导下启动家庭干预。

第二节　婴幼儿语言发育偏异的干预原则

一、干预原则

对于语言发育落后的儿童，机构干预原则是：在儿童原有语言发育水平基础上，通过引导儿童“看”（共同关注）、“指”（肢体表达）及“说”（语言表达），进行3个层次的干预。干预过程中应根据儿童的语言发展情况灵活调整，既可以从“看”到“指”再到“说”，也可以从“指”或“说”暂时回到“看”或“指”的层次。实施干预时，对于还不会“指”的儿童，引导其从“共同关注”阶段过渡到通过“指”（拍、触摸、覆盖等）等动作进行交流；对于不会“说”的儿童，鼓励其从“指”的阶段过渡到发音，会逐渐用词语、短语、句子进行交流。每当儿童回应或表达意愿时，要重复或描述儿童的声音、表情、动作及语言，对儿童的努力尝试给予肯定和反复示范。建议指导者与儿童的比例为 1∶1，利于达到预期效果。

对语言发育落后儿童的家庭干预原则是：指导养育者如何将语言干预内容融入日常生活，营造丰富的语言环境；如何倾听、理解孩子，并通过表情、动作及语言积极地回应孩子，以达到与孩子有效交流的目的；如何在家中实施每天 30 分钟的游戏和共同阅读等形式的干预活动。以期通过家庭干预使孩子得到大量听、说的练习机会，巩固专业干预效果。在进行指导时，应强调以下 5 个方面。

（一）增进亲情互动和依恋

家长是儿童语言输入的主要来源。儿童语言的发展首先是通过与家长的亲情互动来实现的，可以说亲情互动构成了儿童未来语言发展的社会基础。从心理学上看，大量的研究都证实了家长 - 儿童依恋关系的建立与儿童认知发展和语言发展的重要关系。研究表明，婴儿与家长的依恋质量越高，其语言发展水平越高。因为有安全依恋的儿童更乐意与他们的依恋对象进行互动和交流，也就可以更多地接触和探索语言。我国研究者也发现，养育的环境会影响语言发展偏异儿童的语言发育和社会情绪。综合来看，有安全依恋的儿童在沟通行为和语言能力、探索能力、与同伴和教师关系的建立以及合作水平上都要优于不安全依恋的儿童，所以良好依恋关系的建立对于儿童的早期干预是非常重要的。

（二）创设良好的倾听环境

倾听在口语、社会情感和整体学习的发展中起着关键作用，是儿童在环境中顺利与事物和他人建立友好关系的基础。正常的听觉输入有利于儿童从所在的环境中获得信息（如听到警笛声了，那里一定出现了火情），了解声音与环境中其他特征间的关系（如看到树的摇动并听见风的声音），以及更完全地参与交流（如听到一个人声音的细微差别）。当然，正常听觉的最大价值在于一个人能够听到语音，然后学习倾听。倾听他人的想法、倾听书中的故事、倾听音乐以及自然的声音都会给生活带来极大的愉悦之感。而且，听觉能力的发展对于儿童概念的习得是非常重要的，儿童在听故事的过程中会习得大量的新词汇和新指令。倾听可以帮助儿童更安全、全面地参与生活的方方面面。良好的倾听环境得益于环境中干扰因素的减少，得益于高质量语言的输入，这包括高质量的语言互动和图画书阅读。

（三）重视实物与游戏

儿童通过游戏与外在世界建立联系并认识自己。游戏可以促进儿童的社会发展、语言发展，提高解决问题的能力，并培养儿童的想象力。对儿童来说，游戏是最好的学习方式。同样，对于语言发展偏异儿童来说，儿童一日生活的方方面面都可以游戏。吃饭的时候，家长可以跟孩子一起玩语言游戏，比如：“张大你的嘴巴，呜——飞机飞来啦！”孩子能够自然而然地在游戏中获得新的词汇，并将“飞机”与“呜”的声音结合在一起。

游戏的趣味性离不开丰富多样的玩具材料。对孩子来说，玩具也是必不可少的。在家里，塑料的碗筷、瓶子都可以作为儿童游戏的玩具。当然，家长要注意选择适合儿童年龄和发展特点的玩具，要根据每个幼儿的认知发育水平为其选择合适的玩具、书籍和活动。对于认知水平处于12月龄以下的幼儿，主要采用感觉运动性的活动，比如敲打类、发声类和可移动的玩具；对于12～15月龄的幼儿，可在感觉运动性的活动中融入结构类的游戏，如积木、形状匹配等；对于15月龄以上的幼儿，则主要进行功能性的游戏活动，如“过家家”。对于13～24月龄的幼儿，玩具材料以实物为主，卡片为辅。

（四）提倡阅读图画书

相比自由游戏，亲子共读中母亲的言语质量更高，因为自由游戏中，家长的言语更具有引导性的特点。家长与儿童一起阅读图画书可以促进语言发育落后儿童的语言发展，对于提升儿童的概念知识、语音意识、文字意识、书面意识、阅读策略、阅读兴趣等方面都有重要的推进作用。当成人为儿童阅读时，儿童会模仿单词的清晰发音、阅读的节奏、故事中的声音效果、角色间的声音变化以及情感色彩，这对儿童的口头语言以及未来的读写能力发展都有重要影响。在选择图画书的时候，成人应该选择画面大而清晰的，这种类型的图画书在画面上能够反映大量的故事信息；不要过分关注文字。当然，除了买一些图画书，成人还可以自己动手制作一些日常用书，比如用真实的照片或杂志、商品中的图画做一本包含儿童关键词汇与喜好内容的书，并每天和儿童一起阅读。

小贴士

亲子阅读图书的选择

1 ~ 2 岁：图像真实、准确的图片或图画书。每页只有 1 个物品或人物，每页图画可配 1 个短句，每句最好含有 1 ~ 2 个常见事物名称。

2 ~ 3 岁：画面简洁、形象逼真的图画书。每页可以有 1 ~ 2 张图，每个短句中含有 2 ~ 3 个词汇，押韵的句子对儿童更具吸引力。

3 ~ 4 岁：每页有几张图的图画书，每个句子可以包括 3 个以上词汇，内容尽量为与常见的日常生活事件相关的故事。

4 ~ 6 岁：书中可以带有数字、文字，目的是让儿童知道什么是数字及什么是文字，而不是为了认字。

（五）限制电子产品的使用

数字读写时代已然到来，几乎所有的孩子都能够接触到电子产品。现在很多家长一忙起来，就喜欢引入一个“电子保姆”——智能手机或者平板电脑。Zimmerman 等研究者 2007 年发表的文章中报告，这种将孩子置于电子设备之前的“屏幕暴露”对 2 岁前幼儿的语言发展非常不利。事实上，如果开着电视机，哪怕不看，家人的说话量也会明显下降。他们还发现，8 ~ 16 月龄的儿童中，每天多看 1 小时电视，在词汇量测试中的得分降低 16.99 分。

儿童的高级思维能力、执行能力的发展是通过非结构化的社会性玩耍和积极的亲子交流发展起来的。因此，2 岁及 2 岁以上的孩子与电子产品互动的时间为每天不超过2小时，而2岁以下的孩子尽量不要接触电子产品。美国儿科协会还据此提出合理化建议，即要确保睡觉时间、吃饭时间、家长和孩子玩耍时间没有电子设备，睡前1小时不看电视和其他电子设备，卧室里尽量不出现电子设备，在非使用时间关闭电子设备，避免将电子设备作为安慰孩子的唯一方法。

需要指出的是，面对语言发展偏异儿童的时候，亲情互动和依恋的关系建构是基石，这一基石是不可动摇的，因为父母是儿童语言发展的重要陪伴。对早期语言发展偏异儿童来说，以做游戏、玩玩具、阅读图画书的方式提供语言干预是符合儿童发展特征的，也是最合适的方式。此外，在干预的过程中，也应该注重倾听环境的创设，并且限制电子产品，为儿童的语言发展提供重要的环境保障。

二、注意事项

1．环境 营造安静、轻松、愉快的环境。与儿童交谈时，周围环境要相对安静，避免电视、广播等的干扰，以免分散孩子注意力。亲子阅读图画书是重要的家庭干预方式，阅读时选择安静温馨的环境，有利于亲子间注意力的集中。

2．内容 与儿童交流时讲述的内容要有趣、简单，符合儿童年龄特点及其发育水平。图画书、日常物品、玩具以及进餐、聚会、乘车、购物等过程均可以作为干预的重要媒介。

3．儿童状态 根据儿童作息，尽可能选择儿童情绪稳定、安静的时段，尤其是阅读图画书时，更应注意儿童的状态。

4．时间安排 建议每天干预时间至少30分钟，每2～4周随访一次，每3个月评估至少1次。

5．干预过程

（1）以儿童为中心：跟随儿童的兴趣，当儿童专注于一个事物时，立即描述或与儿童谈论该事物，不要强迫儿童转移到另一个事物上。可以使用儿童喜爱的玩具和食物鼓励其完成任务。

（2）及时、适宜地回应儿童：当儿童通过发音、身体动作或手势、单词做出反应或发起谈话时，要及时肯定和回应。及时回答儿童提问，养育者不会回答时要实事求是地对儿童说“我也不清楚，查查书（网络）再告诉你”。与儿童讨论问题时，有意识地使用温和、积极和建议性的语言，减少或避免命令性的语言。

（3）不要直接纠正儿童发音或语法问题，而要用正确的发音及语法重复其语句；也不要讥笑、讽刺或故意重复，以免挫伤儿童尝试的积极性。

（4）循序渐进，即由易到难、由简单到复杂、由浅入深。保持平和心态，不宜操之过急。不要过于关注儿童语言发展，以防加重儿童心理负担，适得其反。

6．转诊对象　语言发育评估结果异常，同时伴有听力异常、智力发育迟缓、构音障碍、脑瘫等可能影响语言发育的疾病，机构干预2次后效果不好或病情加重，或缺乏诊断条件时，均应转诊至上级或专科医疗机构诊治。

第三节　婴幼儿常见语言发育偏异问题的早期干预方法

一、听不懂他人说话

1．跟随儿童的注意物和兴趣

（1）首先观察儿童在看什么，然后跟随儿童的目光，即跟随儿童的注意物，当儿童在看、伸出手（拍、指、覆盖等）

或拿起某个物品时，指导者大声说出儿童关注的物品，如“对了，这是………”，并指向对应的物品，引导儿童继续把玩这个物品。

（2）在与儿童看图片或玩玩具的过程中，当儿童的注意力从原有物品上离开或表现为扭头、眼睑低垂、不再注视指导者时，指导者应该及时转换物品或图片，以引导其将注意力集中在更有趣的事物上。

2．改变说话方式

（1）在儿童注意的情况下，利用各种机会对孩子说话，如喂饭、洗漱、玩耍或在孩子附近做家务时。

（2）跟孩子说话时，要面对面平视孩子的眼睛，用比较夸张、简单、缓慢的语言，同时配上动作，如说“再见”时挥手，说“欢迎”时拍手等。

（3）当孩子发音或者有表情或动作时，要揣摩孩子的意图，及时回应，用简单语言帮助孩子表达意图。可以重复孩子的发音或动作，向孩子表示关注，以鼓励孩子做出更多的回应。

二、不会说话

1．引导儿童发起交流　把孩子日常用的物品放于孩子够不到的地方，等待 3 ～ 5 秒以便孩子发起交流（包括眼神、手势、发音、讲话），然后给予及时回应。

2．引导儿童说话

（1）说出词语：引导儿童说出日常生活中用到的词语，如家人称呼、食物和物体名称、常用的动词。选择适合儿童发育水平的图片或图画书，与儿童一起读。在儿童比较熟悉内容后，可以故意遗漏一些词汇并停顿片刻，鼓励他说出遗漏的词汇。如果儿童喜欢用字词代替短句，试着理解他，再用完整句子重复并扩展儿童所说的词句。

（2）回答简单问题：选择儿童比较熟悉的故事与其讨论，提一些简单问题，鼓励儿童回答。设计一些游戏，针对游戏的环节提一些启发式的问题让儿童做出选择，使儿童在游戏中学习说出新的词汇及语句。如果儿童回答问题，在用正确的发音及语法描述儿童的话并给予肯定的同时，适当扩展内容，以便儿童学习及模仿。如果儿童没有要回答的意愿，指导者要说出答案。

（3）说出句子：选择每页有几张图且故事情节简单的图画书，用包含更多新词汇的重复性短句给儿童讲故事。在儿童熟悉内容后，试着让其说出故事中一些重复的句子。

（4）叙述故事：选择每页有多张图的故事书，与儿童一起看。指导者先介绍故事涉及的人物特征、事件经过、背景和地点，帮助儿童了解故事梗概。在儿童熟悉故事内容后，故意讲错一些情节或颠倒顺序，鼓励儿童纠正错误；或者指导者讲一段故事，然后再让儿童接着讲一部分，并根据儿童的掌握情况酌情增减难易程度。让儿童谈谈对故事中角色行为的想法或感受，同时也鼓励儿童提出问题，回答儿童提问时使用更多的新词汇，内容不要仅限于故事本身，可以扩展更多的相关内容。

三、口吃

建议家长采取以下的语言交流方式：

（1）家长放慢语速，使用简短的句子，减少提问。

（2）不要提醒或指出孩子的讲话不流利，也不要求孩子重复不流利的单词。

（3）耐心倾听孩子在说些什么，在孩子讲完话后，等待1～2秒，再缓慢、平静地做出应答。

（4）让孩子用自己的词汇慢慢将想要表达的话说出来，

不要打断，也不要催促他。在他实在找不到词汇时，适当给予一些提示。

（5）每天至少安排一定的时间，在安静、宽松的环境中与孩子对话，目的是示范慢速、流利的言语，帮助孩子掌握句法规则。

第七章　社会交往与情绪发展偏异儿童的早期干预

良好的社会交往与情绪发展是促进婴幼儿认知、适应、自理能力等多方面发展的基础，其发展进程受到生物遗传和早期经历的相互动态影响。早期经历是社会情绪形成和发展的基础，儿童在支持性、预见性以及养育性的环境中成长将为其此后的长远发展做好准备。18 月龄以前，大脑的社会和情绪脑区比语言和认知脑区要生长和发育得迅速，从社会性、关系性和依恋为基础的经验开始建立并形成影响终身的情绪调节和压力调控能力。因此，儿童早期的社会和情绪经历的质量尤为重要。及时识别社会交往与情绪发展偏异的儿童并进行早期干预，对其长远的发展有积极的作用。

第一节　婴幼儿常见社会交往与情绪发展偏异的识别

一、常见异常表现

1. 缺乏安全依恋　可分为 3 种类型。①回避型：这类儿童在母亲离去时并无紧张或忧虑，母亲回来，他们亦不予理会或短暂接近一下又走开，表现出忽视及躲避行为，这类儿童接受陌生人的安慰与母亲的安慰没有差别。②反抗型：此类儿童对母亲的离去表示强烈反抗，母亲回来，寻求与母亲的接触，但同时又显示出反抗，甚至发怒，不能再去玩游戏。③破裂型：曾有被虐待与被忽视经验的儿童对母亲展现出冷漠。

2．分离焦虑 婴儿的分离焦虑分为3个阶段。①反抗阶段：号啕大哭，又踢又闹。②失望阶段：仍然哭泣，断断续续，有动作的吵闹减少，不理睬他人，表情迟钝。③超脱阶段：接受外人的照料，开始正常活动，如吃东西、玩玩具，但是看见母亲时又会出现悲伤的表情。分离焦虑是孩子离开母亲时出现的一种消极的情绪体验，其出现与孩子的不安全感有关。

3．情绪调节不良 婴幼儿主要表现为对养育者的表情、动作、行为无反应，或者反应迟缓；哭闹、发脾气等负面情绪持续时间长，经简单安抚不能恢复；很少笑或者很少笑出声等。

4．社会交往不良 主要表现为害怕到人群密集的地方，会哭闹不安，或者要很久才能平复下来；与年龄相仿的小朋友交往时怯懦或者过度霸道；对待家里长辈态度跋扈或者畏缩不敢言语等。孤独症谱系障碍是影响儿童社会交往能力的一类主要疾病，其相关表现值得临床早期关注，例如：当婴儿盯着父母或者照顾他的人时，却没有表现出高兴的反应；5月龄时，婴儿不能发出交流的咿呀声；不和别人进行眼神交流；说话前很少配合手势；即使会说话了，也缺乏语言技巧等。

二、需要考虑的其他问题

1．社会交往和情绪发展偏异的表现也可能是部分神经发育障碍性疾病的表现，因此在早期评估和诊治过程中需要考虑全面性发育迟缓、孤独症谱系障碍等神经发育障碍性疾病的可能性。

2．社会交往能力和情绪产生与调节的发展受到亲密关系尤其是母婴关系的影响，因此在评估相关问题时应对母亲或主要养育者和婴幼儿同时进行。一方面需要考虑家长的情绪状态、养育压力和家庭环境等因素，另一方面也要考虑到婴幼儿不同的气质类型可能出现某些相对极端的表现，如情绪起伏明显、敏感度高、生物节律紊乱等问题，两方面均可对亲子关系和互动模式造成影响。

3．家庭功能失调、母亲产后抑郁和焦虑、忽视、虐待等问题均可能是影响婴幼儿社会交往和情绪发展的原因，需要仔细询问病史和鉴别。如果发现此类原因，需要先对婴幼儿家长和家庭功能进行调整。

4．有些发育偏异较为隐匿，或与其他问题混杂，如喂养困难、睡眠问题等，可通过仔细观察婴幼儿及其家长的互动方式，针对性提问等方式识别，可有意识地考虑相关问题。

第二节　婴幼儿社会交往与情绪发展偏异的早期干预原则

一、干预原则

1．发展时机原则　个体早期发展过程中存在获得社交和情绪发展的关键时期，给予适当的良性刺激会促使其行为与能力得到更好的发展。因此，应尽早、高强度、持续性地进行干预。

2．个体化原则　结合婴幼儿社交和情绪发展偏异的常见表现和其他可能的问题，分析可能原因，根据婴幼儿及其家庭的具体需要制定个体化的干预方案，实施有针对性的教育和训练。

3．家庭为中心原则　婴幼儿社交和情绪发展与亲子互动密切相关，家长的支持决定家庭的功能，因此干预过程中应强调亲子互动的重要性，鼓励家长积极参与，充分发挥家长的作用，指导合适的亲子互动方法，提高家长育儿技巧，提供可利用的资源。

4．定期评估、动态调整干预原则 婴幼儿是发展中的个体，在发育早期其脑功能具有可塑性，因此干预过程中需要定期随诊，评估干预效果，根据婴幼儿的变化动态调整干预方法。同时，在关键性的月龄进行发育性筛查和孤独症谱系障碍相关筛查，以早期识别发育障碍性疾病。

5．持续发展原则 在婴幼儿发展的不同阶段都需要有良好衔接的合适环境体系来持续支持儿童积极的态度和行为，以促进其持续性地学习，达到持续发展的目的。

二、注意事项

1．不当法官，不判断孩子的对错，只针对问题进行干预。

2．忽略干预过程中儿童的不恰当表现，通过合适的手段引导儿童注意力。

3．需要家长的共同参与。

4．对于家长和儿童的正性行为，及时给予具体的描述性肯定。

5．如果儿童的情绪或社会交往不良影响到日常生活，表现过度异常或不能缓解，应及时就诊。

第三节 婴幼儿常见社会交往与情绪发展偏异的早期干预方法

一、缺乏安全依恋

1．多感官互动 让儿童俯卧或者趴着，用玩具或者直接引起其注意后，看着他，用富含感情、稍夸张的声音多和宝宝说话。如果儿童主动发音，要及时模仿他的声音回应他，或者微笑、拥抱和亲吻他，对其发音给予强化；多亲亲、抱抱或抚摸儿童，也可以拿起他的小手，让他摸摸自己的脸。安排丰富多样的亲子游戏，避免长时间让儿童自己待着或者不回应其需求。

2．玩“藏猫猫”　治疗师或家长可以拿小手帕盖在儿童头上，或者遮挡住自己的脸，和儿童玩“藏猫猫”的游戏；鼓励儿童自己拉下手帕，逗引发笑。

3．环境探索　多去一些儿童感兴趣的地方，鼓励儿童积极探索周围的环境。如果儿童对一个环境表现出明显的烦躁情绪或拒绝时，可让儿童短暂停留后就离开，下次再来或者下次来时再停留更长时间。

4．固定抚养人　依恋是抚养者和儿童形成的强烈的情感联结，要给婴幼儿和抚养人提供建立亲密关系的机会和时间。家庭成员中有固定的人长期抚养，尽量减少更换抚养人，保持养育环境的稳定性和连续性。2 岁以内是儿童安全依恋形成的关键时期，在这一阶段，强烈建议母亲不要外出务工或长时间离开婴幼儿。如果母亲不得不长时间离开的话，最好和后续的抚养人有 2 ～ 3 个月的交替抚养期。

5．增强抚养者的敏感性　抚养者对婴幼儿需求做出敏感、及时和恰当的回应是安全依恋形成的关键。鼓励父母亲自抚养儿童，识别和理解儿童发出的各种各样的信号，并及时回应其生理和心理需求。在照料过程中，保持对儿童需求反馈的一致性，不要表现得前后不一致，有时及时恰当地回应，有时忽视其需求，有时又干扰其活动。此外，养育过程中要尽量减少不必要的刺激和干扰性的照料，比如当婴儿发困的时候，抚养者却在喋喋不休地跟婴儿说话等。

6．避免打骂和忽视儿童　儿童虐待和忽视与不安全依恋密切相关。告知父母传统意义上的“打是亲，骂是爱”是错误的，不要以任何形式体罚、侵害和虐待儿童。儿童在探索周围环境时，难免会拿一些比较脏的东西或到危险的地方玩，可通过转移或分散注意力使其离开，并给儿童解释可以做和不可以做的原因，而不必严厉训斥和体罚。不要让婴幼儿成为父母或看护者泄愤的对象。尤其是婴幼儿哭闹不止的时候，要避免剧烈、粗暴地摇晃婴幼儿，严重的可能导致脑部永久性的损伤。

二、分离焦虑

分离焦虑是儿童认知和情绪发展过程中的正常情绪表现，是依恋关系建立、记忆力及自主性发展的征象，只要适当地引导，儿童能很快顺利度过分离焦虑期。在6～8月龄后，婴儿开始熟悉自己的父母或养育人，并逐渐建立依恋关系，对父母或养育人有安全信赖。同时，婴幼儿期还没有发展出对时间概念的理解，离开儿童几分钟或几小时，对他来说并没有明确的区别。一旦父母或养育人离开，儿童就可能缺乏熟悉和安全感，而且儿童不理解短暂的分离，以为是永远的分离，便产生焦虑。1岁后的焦虑发作也是幼儿自主性发展的征象，幼儿希望表现出控制权，不让母亲离开。

当要和母亲说“再见”分别时，有的儿童表现为哭闹、情绪低落或者焦躁不安，有的甚至抱住妈妈不肯分离、脾气发作，缺乏熟悉和安全感，这种情绪被称为“分离焦虑”。分离焦虑一般发生于8～18月龄的婴幼儿，随着年龄增长，分离焦虑逐步消退，但同样的情绪在某种原因下又会短期出现。例如当大龄幼儿或学龄前儿童在生病或因压力感到紧张时，会再次触发分离焦虑。具体缓解分离焦虑的指导方法如下。

1．理解分离焦虑　帮助父母或养育人理解分离焦虑，这对儿童的成长有正性作用。虽然婴幼儿分离时哭声让人不忍，但这说明儿童与父母或养育人间已建立依恋。

2．短暂分离练习　在母亲上班前，有意识地与儿童短暂分离一段时间，回家后记得愉快地和儿童打个招呼，让他明白，即使妈妈离开也是存在的，他并没有失去妈妈，回来后妈妈仍然没有改变，还是一样地爱他。

3．入托适应　当儿童进入托幼机构时，在离开前把看护人介绍给儿童，并且同儿童一起和看护人愉快地交谈，使儿童明白和看护人在一起是安全的，这样有助于减轻分离焦虑。

4．提供安慰物　如果儿童需要的话，给他提供毛绒玩具或平时喜爱的玩具，当父母或养育人不在身边时可让他安慰自己。

5．保持规律的生活日程　这样可以帮助儿童建立适应日常生活的自我情绪控制。

三、情绪调节不良

1．情绪识别　使用画有不同表情的卡片或者在阅读绘本时和孩子一起去识别和命名不同的情绪；再找一些真人的表情图片，如大笑的、流眼泪的、被吓到的表情等，和孩子一起去学习。也可根据不同的情绪编一些相应的社交小故事，在故事中示范不同的情绪出现在什么情境下；或者找绘本中的一些故事情节作为不同情绪的示范。

“一起画表情”游戏：和儿童一起画各种表情的卡通脸，绘画的地方可多种多样，如白纸、气球、鸡蛋壳等，然后带领儿童一起来识别所画的是什么表情，以及表情所对应的可能的情绪和场景。

2．共情与情绪接纳　在儿童有情绪时，表达对他的共情和理解。比如儿童遇到恐惧的东西时，不要说“不要怕”“有什么好怕的”，而是告诉他“妈妈看到你很害怕”“妈妈能理解你的害怕”。告诉儿童妈妈会陪伴他一起克服，或者引导儿童想一想有什么可以解决的方法，给予情感支持。

3．情绪表达 儿童主动向养育者表达自己的情绪时，养育者应耐心倾听。对于开心的事情，养育者与儿童一起高兴；对于难过的事情，养育者可引导儿童学习如何避免发生，或寻找宣泄和解决方法等。

4．情绪调节 在家里为儿童布置一个“安静角”，放置一些毛绒玩具、抓握球，或者儿童自己选择一个能够让其发泄情绪、放松或者自己待一会儿的角落。在儿童生气、难过、伤心的时候，可以去属于自己的“安静角”释放情绪，从而促进幼儿学会发泄情绪和安静思考。

四、社会交往不良

1．鼓励社会交往 养育者微笑、平视着儿童并主动打招呼，并引导儿童和其他的小朋友打招呼。假借木偶小兔的口吻叫儿童的名字，要求他和木偶小兔握握手。鼓励儿童大胆讲话，必要时进行示范，及时表扬儿童大方、勇敢的行为。

2．学习分享 在日常生活和游戏中让儿童学习分享。比如，让儿童选择一个喜欢的小朋友，把自己喜欢的玩具拿去交换，玩几分钟后再和小朋友交换回来；还可以把自己喜欢的小食品和其他小朋友分享。对于儿童好的行为要及时表扬。

3．引导与同伴交往 利用绘本或日常生活场景教给幼儿社会交往技巧，如学习合作、互助、轮流、等待等。为儿童创造与同龄人玩耍的机会，让其感受同伴交往氛围，不断学习社会交往技巧。鼓励儿童与其他小朋友一起扮演生活中的不同角色，比如汽车司机、售票员和乘客等，培养儿童的观察力和社交能力；还可以互换角色，体验不同角色的特点。

第八章　行为发育偏异儿童的早期干预

儿童的行为部分由内在因素如基因和气质等决定，但在成长过程中受多种外在环境因素影响，如父母的养育方式、父母的示范和榜样作用、环境媒体的影响等，家庭环境也非常重要。因此，儿童的行为问题并不是孤立地自行发生，而是内因（基因、气质）与环境（如养育）交互作用的结果。无论正性或负性的行为，父母每天都会面对。婴幼儿期儿童的成长过程是一个发育过程，也是学习过程。在发育和学习过程中，儿童不仅获得运动技能、操作技能、语言技能，同时也培养了情绪自我调控能力和良好的行为习惯。

第一节　常见儿童行为发育偏异的识别

发育过程中，儿童的行为常表现多样，但如果在日常生活中表现出与其年龄不匹配的行为，或家长无法承受和（或）难以控制的行为问题，则提示有行为发育偏异的可能。

一、常见行为问题或行为偏异

1．情绪调控行为表现　自我情绪调控能力差，与年龄的发育水平不相符，如频繁哭闹、容易脾气发作，甚至出现攻击性行为。

2．生物功能行为表现　入睡抵抗或困难、昼夜节律紊乱、夜间哭闹、频繁夜醒等睡眠问题，以及喂养困难、过分偏食、拒绝没吃过的食物、进食技能差等。

3．**自理生活行为表现** 不具备同年龄儿童应有的生活自理行为能力，如穿脱衣服、自行进食、控制大小便等。

4．**社会性行为表现** 缺乏与年龄相符的自我约束和遵从规则的能力，如不分场合地尖叫、不听从指令，破坏公共财物或公共场合的其他私人财物，不遵守社会公共规则等。

5．**运动行为表现** 如交叉擦腿、咬指甲、吸吮手指、过度活动、挖鼻孔、吃或咬异物、刻板或重复行为等。

6．**性格行为表现** 如害羞、社交退缩、交往不良、过度依赖等。

二、发育行为障碍

如果上述的行为问题或行为偏异程度不重，经早期干预均可能恢复至正常。当出现以下情况时，应考虑发育行为障碍的可能，及时转诊至专科医生：

1．行为问题或异常经连续干预和跟进 2 ～ 3 次后，仍持续存在或有加重趋势，如脾气发作时屏气或晕厥。

2．行为问题发生的频度、强度已明显影响到儿童和家庭的日常生活及功能，影响儿童与他人的关系，以及儿童能力的发展。

3．出现伤害自己或他人身体的攻击性行为，如咬人、撞头或破坏性行为，甚至出现行为能力倒退现象。

4．有严重行为问题而必须与邻居或学校同伴隔离。

5．儿童除行为问题外，常有头痛、腹痛等躯体症状且生理检查未见明显异常，拒绝进食或睡觉，极度焦虑，影响日常生活和功能。

以下情况应考虑排除器质性疾病，也应及时转诊至专科医生：

1．儿童除进食行为问题外，其体重和身长（或身高）已明显偏离了生长曲线。

2．儿童的睡眠问题已影响儿童日间的行为和功能，或影响了家庭的正常生活，或者出现呼吸困难、打鼾或呼吸粗重、呼吸暂停等情况。

第二节　婴幼儿常见行为发育偏异的早期干预原则

一、干预原则

儿童的行为干预旨在以儿童为中心，以家庭为中心，强化家庭保护因素，降低或减少影响儿童早期发展和儿童严重行为及情绪问题的相关风险因素。提高家庭和养育人的知识、技能、信心、自我依赖性和应变能力，为儿童营造有助于成长、安全、有良好刺激和吸引力，充满爱心、没有暴力以及低冲突的环境；并通过干预实践提高儿童的社会交往、情绪调控、生活自理和问题解决能力，并建立良好的生活习惯和行为能力。干预原则如下：

1．以提高家庭和父母积极教养孩子的能力和技能为目标。

2．干预策略应基于儿童的发育水平，适合儿童的发展目标或适合家庭或家长的目标。

3．与家庭或养育人形成伙伴关系，帮助养育人识别自己在养育过程中的长处或缺陷，鼓励并赞扬其长处，帮助养育人选择适合其家庭和儿童发展目标的干预策略和技巧。

4．持续跟进干预效果，给予家庭和养育人心理支持。

二、注意事项

1．干预过程中具有同理心，以理解和接受的心态倾听，详细了解与儿童行为问题相关的保护因素、风险因素和家庭功能，避免自我的心理抵抗。

2．避免以说教的态度谈论如何解决问题，注意征询并尊重家长或养育人的意见和想法，引导家长或养育人自行选择干预策略，避免家长或养育人的心理抵抗。

3．注重鼓励养育人学会应用所具备的知识、技能和可获得的资源，担负起矫正儿童行为问题的教养责任，使其具有自我依赖能力、应变能力并能独立解决问题。

4．注意通过赞扬或肯定鼓励家长或养育人建立自信，通过示范帮助其掌握干预实施中的技巧，如自我情绪调控、行为图表记录、行为强化和退化技巧等。

5．注意确认家长或养育人对干预策略的理解程度。

6．注意干预过程的跟进和反馈，建立持续的伙伴关系。

第三节　婴幼儿常见行为发育偏异的早期干预方法

一、发脾气或暴怒发作的干预

发脾气是指儿童在受到挫折后持续哭叫吵闹的不适当行为表现。儿童发脾气与自我情绪调节的发育水平密切相关，也受疾病、发育障碍如脑发育受损、气质和养育环境等因素的影响。从幼儿期开始，随着运动、操作技能的发展，儿童的独立欲望越来越强，但语言表达技能和情绪尤其是愤怒、伤心等的识别和表述能力还没有得到很好的发展。随着成长，儿童对难以完全以合适的方式表述的强烈情感的控制能力也在不断发展中。因此，在幼儿期，当有人或事阻碍了儿童想要做的事，或自己的能力达不到时，其受挫感会非常强烈，但又不会识别或用语言表述，这时儿童便会失去控制，出现扔东西、哭叫吵闹甚至踢打的行为；至学龄前期，儿童非常渴望获得控制权，当他达不到自己的目的或感到愤怒、羞辱而不能控制时，也会发脾气，出现尖叫、暴怒踢打或满地打滚等不适当行为。发脾气可以是儿童正常发育过程中的表现，50% ~ 80% 的 2 ~ 3 岁儿童每周发生一次，如预防和干预得当，4 ~ 5 岁时就会明显减少，发作强度减轻。父母在儿童的成长过程中要适当应答其发脾气的行为，帮助儿童学习如何判断、识别并处理、调控自己的情绪，采用可接受的、与年龄适应的方式表达自己的感情。

（一）儿童发脾气的预防

1．避免过度兴奋、疲劳　不要让儿童过于兴奋、疲劳，过度焦虑或受挫。当儿童生病、焦虑或因过度活跃、兴奋而精力耗竭时，容易发脾气。为儿童安排好规律的日程，有安静的时间，并且保证睡眠，使儿童恢复能量和精力。

2．关注赞赏好行为　对儿童好的行为给予积极的非口头形式的关注，如注视、微笑、眨眼。对需要强化的好行为使用描述性称赞，如“你能安静地玩耍真好”“你与小朋友一起玩得真棒”“谢谢你帮妈妈拿衣服”，通过描述儿童“安静”“合作”“听话”的行为进行鼓励和认可。

3．安排丰富有趣的活动　提供与儿童年龄相符的材料和玩具，如书籍、图画等，避免儿童无趣和孤独，尤其是出门访友或旅行时，提前做好准备，鼓励儿童安静玩耍。

4．学习新技能　避免过度限制，给儿童学习和探索的机会。通过示范、机会教育，以及问、说、做（如口头、手势和手把手教）的方式，教会儿童语言、解决问题和生活自理等方面的新技能，学习与年龄相适应的举止和行为。对于不能清楚理解、表述自己感受的幼儿，试着去理解儿童的感受，鼓励并帮助儿童用恰当的词汇表达或描述自己的感受，如问儿童："你是不是因为做不好这个感到很生气？"帮助儿童克服挫败感并表达感受，使其情绪得到宣泄。

5．设置合理的规则　规则应适合儿童的发育年龄，并且具体而易于实施，让儿童明确对自身行为的期望，如进餐时应坐在餐椅上，说话轻声，玩耍时与他人分享、合作等。根据儿童的发育年龄及设置的规则，选择性地说"不"，如玩危险物品、打人时说"不"。儿童发脾气是在测试规则设置的底线，养育人一旦说了"不"，就应绝对遵守，如果为了暂时缓解其情绪而满足其要求，则会强化儿童发脾气的行为。

6．尊重独立性发展　在遵守合理规则的前提下，让儿童有自主决定的机会。例如规定睡前必须洗漱，但可以让儿童选择洗淋浴还是盆浴，洗后穿什么衣服；带儿童去商店，了解儿童要买东西的天性，规定只买一样玩具或水果，但可以让儿童在决定买什么玩具或水果时有自己的选择。

7．以身作则　儿童发脾气时，应弄清原因并给予理解。任何时候都要做好榜样，学会自我情绪的调控，语气温和、冷静而坚定，避免在儿童面前失去控制或大喊大叫。

（二）儿童发脾气的干预指导

一旦儿童出现尖叫哭闹、扔东西、踢打、坐地不起或打人、抓头发等发脾气的行为，必须对儿童有约束和限制。应及时做出反应，要用严肃的表情和平静清楚的指令说"不"或"停止"，制止不良行为，并根据儿童的反应采取进一步措施，如进入“平静时间”或“隔离时间”。重要的原则是决不可用伤害儿童身体和情感的惩罚手段，否则将适得其反。

对较轻微的发脾气，如哭闹、尖叫等，可不予关注、理睬，采用刻意忽视的方式处理，即不要看或关注儿童、不和他说话，使之退化；一旦停止不良行为，立即关注儿童并称赞他。

对较严重的发脾气，如破坏性行为、踢打、伤害他人、长时间尖叫等，立即处理。

1．清楚平静的指令　首先结束问题行为并说明该怎么做，如“停止尖叫，好好说话”，等待儿童5秒，观察其反应；如果儿童并不遵从，则重复指令1次。

2．合理的后果　如果儿童2次未能遵从指令，则采用合理的后果如“冷处理或平静时间”或“隔离时间”作为备用措施：让儿童在规定时间内在活动区域边缘坐着（平静时间）；如果儿童仍未能平静，则带儿童离开使他生气的场景，并隔离限制他，给他一些时间独处并平静下来，使其情绪得到控制（隔离时间）。平静和隔离时间一般为2岁1分钟，3～5岁2分钟，5岁及以上最长5分钟。平静和隔离时间内都不要跟儿童说话或看着他，结束后不要提及发生的事。

3．称赞好行为　如果儿童已经在平静时间或隔离时间安静，则对他的情绪控制给予称赞，让儿童恢复活动。如果问题再次出现，重复执行平静时间或隔离时间。

4．以身作则控制情绪　任何时候都要控制好自己的情绪，当发现自己也很生气、烦躁时，可以做几次深呼吸，保持温和、平静而坚定，这是教会儿童合适行为的最好方式。当管理儿童不当行为时，不要有“负罪”感或道歉，否则会使儿童混淆是非，以为他的行为是对的，而父母是不对的。虽然这个过程并不愉快，但它是积极养育中必需的一部分。儿童必须理解他要为自己的行为负责并承担后果。

小贴士

屏气发作

屏气发作是指儿童在感到严重恐惧、疼痛、焦虑或情绪受到刺激，剧烈哭闹后发生的非自主的呼吸暂停现象，可导致意识丧失或抽搐，无远期的不良后果。大多发生于1～3岁儿童，50%在4周岁缓解或消失，90%于6周岁后不再发作。在排除癫痫发作、心律失常等疾病后，应告知父母屏气发作是良性的，一旦发作，可让儿童平躺，用毛巾冷敷脸部，可终止呼吸暂停。儿童清醒后对其保持平静态度，避免过度关注，避免强化儿童发脾气的行为。

二、进食行为问题的干预

进食行为问题是指儿童在喂养或进食过程中表现出缺乏对食物的兴趣、拒食、挑食或口腔进食技能异常（如吐出食物、含在口中不能下咽）等行为，影响营养摄入。婴儿4～6月龄后就为进食固体食物做好准备了，此时，舌外推反射消失，竖头稳，能坐着进食固体食物，口腔对固体食物的感知觉及咀嚼和吞咽功能也随之而发育；至9～12月龄时，大部分儿童能抓指状食物自喂，握杯饮；12月龄后，随着发育，儿童对食物的兴趣下降，而对探索周围环境的兴趣增加，此时，饭桌便成为儿童天然的“战场”。儿童的食欲及对食物的偏好也有波动和变化，食欲时好时坏，有段时间偏好某种食物而过段时间又偏好另一种食物，这些都是发育过程中的正常现象。

养育人应了解儿童与进食相关的发育情况，根据年龄和发育水平训练儿童学习进食技能，设置约束和规则，培养良好的进食行为习惯。

（一）进食行为问题的预防

1．规律的进餐时间　让儿童每天保持一致、规律的进餐时间，等待他有胃口（充分的胃排空需 3 ~ 4 小时）。幼儿期后一天 3 次正餐，2 ~ 3 次加餐。儿童不能不停地喂养，如果不停地问儿童要不要吃或给他提供零食，常常使他没有食欲。

2．全家一起进餐　尽可能全家一起进餐，儿童可以通过观察别人学到很多进餐时的技能和行为，如口腔两侧运送和咀嚼固体食物、食团的吞咽及喝汤水的技能等，让他和大人一起享受进餐的乐趣。进餐过程避免干扰，如看电视、玩玩具等。

3．餐前准备和冷静面对进餐时的狼藉　在上餐桌前，准备好儿童进餐所需的物品，避免饥饿的儿童等待太久或开始抱怨。有固定的座位（高脚餐椅），让儿童能自己取食，并允许他自喂食物，学会忍受他进餐时的一塌糊涂。儿童是通过不断尝试和经历失败学会独立进餐的。

4．鼓励学习进食技能　根据年龄鼓励儿童学习进食技能。为儿童提供手抓食物，让他学习自己抓着吃；帮助儿童使用汤匙，把着他的手舀取食物并放入口中，成功时应称赞他；进餐过程中向儿童示范咀嚼和吞咽动作，鼓励他模仿。儿童 3 岁以后可以开始学习用筷子。

5．提供适宜的食物，鼓励尝试新食物　给儿童小份食物，有足够的耐心示范、鼓励他吃饭，等待 15 分钟后儿童仍不张口吃饭，可让他离开餐桌，等待下一次进餐时间。多准备几种营养丰富的、与儿童年龄相适合的食物，每次只引进一种新的食物让儿童尝试。刚开始，可只配以少量新食物，告诉他新食物的名称，并在儿童试吃时称赞他。如果儿童不喜欢，则过几周后再给他尝试。不要让儿童在进餐期间或三餐之间喝太多液体。

（二）纠正进食行为问题的策略

1．制定合理的进餐规则 就餐前准备好食物和餐具，让儿童坐在适宜的高脚餐椅上并鼓励他进餐。如果儿童在 15 分钟内都无任何进餐欲望（如不张口、不动手），则拿走食物和餐具，等待下一次进餐时间。如果儿童进餐，时间一般为 20 ~ 30 分钟，在规定的用餐时间结束时拿走食物，在下一次规定的进餐或点心时间再提供食物。只要儿童体格生长正常，不必担心他有几顿进食少或不吃；只要保证儿童在几天或 1 周内摄入包括米饭或面食，肉、鱼、蛋，蔬菜和水果及奶制品等四类食物，也不用担心他会营养不均衡。一旦建立规律的进餐时间和良好的行为，儿童的食欲会随之而增加。

2．刻意忽视问题行为 如果儿童吐出食物、拒绝进食，或乱丢食物或餐具，不要笑或给予额外注意，拿走食物或餐具，并转头刻意不看，直到儿童停止问题行为，再转头提供食物或餐具。

3．适宜的喂养态度 采用中性的喂养态度，儿童不愿吃饭时，养育者不要强迫，不过度关注、威胁、呵斥、贿赂、哄骗或追着喂饭。过于强迫或想尽办法会影响儿童进餐时的情绪和对食物的兴趣，从而拒绝甚至恐惧吃饭。

4．鼓励好行为 儿童进餐表现良好时，如学习使用汤匙，安静地坐在椅子上，学习自喂、咀嚼和吞咽，以及尝试新的食物，都要给予关注，通过微笑、点头和语言称赞他哪里做得好："你这样咀嚼非常好！"也可采用行为图表记录儿童进餐时间、进餐时行为，对儿童达到要求的行为给予图示（如笑脸、五角星等）鼓励。

5．坚持一致的原则　在实施行为矫治时，全家态度应一致，并坚持不放弃。不良的进食行为不是在一天内形成的，而规律的胃肠蠕动、胃排空和饥饿感，及良好的进食行为也需要一定的时间建立，一般需 2 周才能形成规律的胃肠动力和饥饿感，并培养良好的进食行为。

三、常见睡眠问题的干预

婴幼儿常见的睡眠问题有频繁夜醒、没有父母或养育人的帮助难以入睡、睡眠维持困难、早醒、入睡困难、在适当的时间抵抗上床睡觉，学龄前期儿童常见夜惊、梦魇。夜惊表现为睡眠中突然惊醒，伴有明显的焦虑、惊恐行为，但儿童自身没有意识到发作，对发作过程也没有记忆，是良性的睡眠行为问题；梦魇表现为儿童睡眠中反复出现广泛性、极度恐惧并记忆清晰的梦境，并从噩梦中醒来，能回忆梦境。

睡眠是具有高度组织性的生理过程，包含睡眠周期、昼夜节律和睡眠的发育过程。每个睡眠周期都经历从清醒依次至浅睡眠、深睡眠、活动睡眠（梦境期），然后回到短暂清醒的过程，再进入下一个睡眠周期。婴儿的睡眠周期较短，为 45 ～ 50 分钟，每夜 4 ～ 6 个周期，睡眠周期间有短暂的觉醒，至成人期延至每周期 90 ～ 110 分钟。婴儿出生时，睡眠模式尚无固定规律，昼夜节律没有形成，常整天睡睡醒醒，每天睡 11 ～ 18 小时，睡眠周期结束时常有扭动、哼哼甚至啼哭。2 ～ 3 月龄是婴儿睡眠节律形成的关键期。3 ～ 12 月龄逐渐形成昼夜节律，一般夜间睡 9 ～ 12 小时，而白天睡 2 ～ 5 小时。6 月龄时，大多数婴儿在生理上可以睡一整夜，夜里不再需要哺喂。所有的婴儿每夜都会短暂地醒 4 ～ 6 次，会自我安抚入睡的婴儿醒一会儿后很快再自动入睡，而不能自动入睡的婴儿则在睡眠周期结束时哭闹，需要依赖相应的安抚帮助如吃奶、哄抱后再进入下一个睡眠周期。

养育人应了解睡眠生理及发育过程，培养儿童良好的睡眠习惯，这对儿童连续睡眠和昼夜节律的形成以及生长发育的促进都非常重要。

（一）常见睡眠问题的预防

1．建立固定的睡眠环境 儿童昼夜睡眠的房间都应固定并保持黑暗、凉爽而安静。卧室只用作睡眠，避免在卧室惩罚和嬉闹玩耍。

2．建立一个睡眠时间日程表 3月龄起逐渐培养儿童定时的日间小睡和晚上就寝日程，保证足够的夜间睡眠。避免午睡太迟或太长，以免儿童夜间就寝时入睡困难。同时，也避免为了鼓励夜间睡眠而剥夺日间小睡，因为儿童可能过度疲劳而使夜间睡眠更差。随着儿童的成长，保持相对一致的上床和起床时间（波动不超过1小时），节假日也不例外。

3．形成就寝程序 3月龄起建立一个固定的就寝程序，睡前2小时适宜进行安静而愉快的活动，比如“刷牙—洗澡—穿睡衣—讲睡前故事—入睡”。随着儿童的成长，可以坚持这个程序并规定明确的界限，比如只读一本书、讲一个故事等，避免儿童拖延就寝时间。最接近“熄灯号”的活动，如听睡前催眠曲或道晚安，应该在儿童睡觉的房间进行。6月龄以后的婴儿应该避免在就寝程序里喂养。

4．掌握困倦征象 当婴儿出现哭闹、揉眼睛、目光无神或拉自己的耳朵等表现时，提示其想睡觉，要把他放到床上，使其很快入睡。

5．培养自我入睡能力 就寝程序之后，在婴儿迷迷糊糊而未睡着的时候将他放在床上，鼓励他独自入睡。避免婴儿养成依赖吃奶或哄抱入睡的习惯，让婴儿学会自主入睡。

6．坚持一致的原则　在培养儿童良好的睡眠规律和行为时，全家应保持一致的态度。

（二）常见睡眠问题的家庭干预指导

1．频繁夜醒、夜间哭闹的干预指导

（1）建立睡眠时间表：建立合适的、较固定的就寝时间表。儿童越累，夜醒的次数越多。设置较早的就寝时间（21点以前），根据儿童的年龄和个体差异，确定儿童日间小睡的频率和时间。

（2）使用安慰物：12月龄及以上的儿童可使用他喜爱的、过渡性的安慰物，比如一个填充动物、一块毯子或妈妈穿过的T恤（打成一个结），让他有安全感。让这个过渡性安慰物成为儿童睡眠日程中的一部分，当搂抱儿童和安慰他时也抱着这个安慰物。但不要强迫儿童接受安慰物，因为有的儿童根本不接受任何安慰物。

（3）睡眠程序：建立一个持续遵守的、规律的睡眠程序。避免睡前过度兴奋，如户外玩耍、到处跑动或看电视。

（4）自主入睡：在进行规律的睡眠程序后，当婴儿出现困倦征象时，将他放到床上。提前询问儿童是否已经完成睡前该做的事，如“喝奶、刷牙、如厕了没有”，以免他找理由下床。让他安静地躺在床上，然后道晚安离开。自动入睡是让儿童学习整夜连续睡眠的关键。若儿童自己进入睡眠状态，则睡眠周期结束夜间醒来时，他又可自动进入下一个睡眠周期。

（5）逐步消退法：若儿童不能自主入睡，上床后或在家长离开时不停地哭闹，不要马上回应，等待直至家长自己不能忍受（等待1分钟），回去检查儿童是否安全，轻拍儿童并安静地告诉他是睡觉的时候。检查必须短暂（不超过1分钟）而枯燥乏味，检查的目的是让儿童心理上有安全感（即知晓父母在），同时也让家长自己放心（即儿童没有问题）。而后逐渐延长等待的时间，如等待 2 ～ 3 分钟后检查，再延长至等待 5 ～ 10 分钟后检查。对于某些儿童，频繁的检查很有效；但对于另外一些儿童，则少检查更有效。当然，反复这样做对父母来说常非常困难。毕竟，听儿童哭闹会使人感到精疲力尽，并且可能出现怜悯、愤怒、担忧和怨恨的混合情感反应；但一定要记住，儿童的行为并不是故意的，如果能平静处理、每夜坚持，儿童很快可以自己入睡，最终父母和儿童双方的生活都会变得更加轻松。

（6）记录进展，坚持不放弃：可采用行为图表或睡眠日记进行记录。开始的数夜可能很艰难，常常在第二夜、第三夜儿童的哭闹比第一夜更厉害，但在 1 周后，就会有明显改善了。

2．入睡抵抗的干预指导

（1）日间合理活动，释放精力：给儿童安排合理、有益的活动，让儿童的精力得以释放并保持身心愉快，夜间入睡自然就容易了。

（2）建立良好的睡眠环境：房间舒适、黑暗、温度适宜、空气流通，去除房间内分散注意力的物品（如电视机、电话、游戏机、玩具等）。不将卧室作为惩罚儿童的场所。

（3）安排规律的睡眠时间：包括合理的日间小睡，固定上床时间并提前半小时提醒。

（4）建立固定的睡前常规程序：包括入睡前的洗漱、安静的活动、讲睡前小故事、听音乐等，避免睡前进行过于激烈和兴奋的活动。上床后与儿童确认已完成上床前的一切事务，如已洗漱、解小便，然后道晚安，告诉儿童闭上眼安静，即可离开。

（5）坚定的原则：当儿童不能入睡、提要求或哭闹时，不要理会儿童的要求，也不要和儿童争辩、讨论或说理由，坚定而温和地告诉儿童保持安静并躺着；若儿童起来，则引导他重新回到床上，不要理会儿童任何的抱怨和哭闹，直到他安静2分钟，夸奖他能安静躺着；离开并且再等待4分钟，再次简短表扬他学会安静躺着；逐步延长时间，直到儿童入睡。

3．入睡困难的干预指导

（1）控制睡眠潜伏期，逐步提前上床时间：开始时，上床时间不宜过早，避免儿童在床上玩耍，使儿童在上床后半小时内入睡。如果希望儿童在20∶30分入睡，而儿童通常要23∶30分才入睡，不妨暂时设置在23∶15上床，让儿童在上床后20分钟内入睡（控制睡眠潜伏期）。以后每隔3～5天提前5分钟进行睡前常规程序并上床，直至建立一个适合儿童的睡眠时间日程。

（2）安慰物：提供安慰物，如毯子、抱熊等儿童喜欢的玩具，以缓解儿童的焦虑和不安心理，让他自己入睡。

（3）表扬良好行为：对于儿童睡眠行为上的进步，早上要及时表扬和鼓励。

4．夜惊的干预指导

（1）避免或治疗容易诱发夜惊的因素或疾病：如避免睡眠不足、不规则的睡眠日程和作息时间、服用某些药物（镇静松弛药、抗组胺药）、睡眠时膀胱充盈、睡眠环境更改、环境嘈杂、紧张压力等；避免发热、生病，治疗夜间哮喘、胃食管反流病等。

（2）夜惊发作时的处理：不要唤醒儿童，保证儿童安全。以平静温和的态度提示儿童回到床上，并鼓励他重新入睡。

（3）定时唤醒法：对于有固定发作时间的儿童，可在发作前15～30分钟唤醒儿童，只要有部分觉醒，如翻个身或咕哝几句话即可，让儿童重新入睡，可避免夜惊发作；一般需坚持 2 ~ 4 周。如果停止唤醒后夜惊重新出现，则需重新开始并延长几周定时唤醒。

（4）次日不要谈论夜惊：次日不要询问儿童是否知道夜间发作情况，如果儿童询问，可转移话题，避免引起儿童的心理紧张或压力。

（5）保证充足的睡眠：增加儿童睡眠时间以避免儿童有潜在的睡眠不足。

（6）保持规律的睡眠日程：建立规律的睡眠日程和作息时间。

（7）记录进展：每天记录睡眠日程、干预策略执行及发作情况。大多数儿童的夜惊不需要药物治疗，经行为干预后可缓解或消失。

5．梦魇的干预指导

（1）睡前避免给儿童观看惊险、恐怖的电视节目、电影或讲类似的故事。

（2）保证儿童有充足的睡眠时间、良好的身体状况和愉快的情绪。

（3）提供安慰和安全感：应尽量安慰梦魇发作的儿童，可通过身体接触和拥抱缓解他的紧张情绪。如果儿童坚持要开灯，可给儿童保留一盏光线较暗的夜灯，使他重新入睡。

（4）讨论梦魇：次日详细询问儿童的梦境，以发现导致紧张恐惧的线索。例如，梦境中有恐怖的怪物，则与儿童谈论怪物，并根据儿童的描述画出来，鼓励儿童应用想象力，通过绘画将其消灭，使儿童从梦魇中解脱。

（5）找出紧张压力的原因：当儿童突然有严重而频繁的梦魇时，应尝试查找原因并解决问题。

（6）提供安慰物：如毛绒玩具、小毛毯或将妈妈穿过的 T 恤打成节，让儿童抱着，帮助儿童在夜间放松入睡。

四、咬指甲、吸吮手指的干预

咬指甲是儿童期常见的一种行为问题，是无意识的重复性行为，多见于 3 ～ 6 岁儿童，男孩、女孩均可发生。吸吮手指是生理反射（吸吮反射）的延续，一般在出生后 6 ～ 7 个月消失，但也有儿童延续至 4 ～ 5 岁，个别甚至到 8 岁以上。当儿童出现精神紧张、感到压力或身体疲劳、烦躁或无趣的时候，会不自觉地出现咬指甲或吸吮手指的重复行为，以安慰自己。在生活节奏改变比如入托、入学时，儿童特别容易因紧张而出现这种行为，生病时也容易诱发。具有内向、敏感、焦虑等气质特征的儿童容易出现这种行为。

（一）预防

1．创造安全、内容丰富的环境　养育者在任何时候都要知道自己的儿童在哪里、和谁在一起以及在做什么。一个安全、内容丰富的环境让儿童有足够的机会去探索、发现、尝试和发展技能，让儿童保持充实和活跃。

2．花时间陪伴儿童　优质的相处时间很重要，让儿童感觉被重视和爱。

3．刻意忽视轻微的不良行为　当儿童因紧张焦虑而咬指甲、吸吮手指时，尽量不去理会，给儿童安排丰富的活动或将儿童的注意力引到有趣的游戏活动中。

（二）干预指导

1．消除紧张　消除造成儿童紧张的一切因素。

2．鼓励儿童自我控制　了解儿童对自己行为的认识，告诉儿童频繁吸吮的不利影响，如“吸吮手指会影响口腔牙列和面颌的发育”；鼓励儿童自我控制，并采用行为图表记录该行为的发生次数以进行自我监控；采用激励法，对没有发生该行为的一天用“代币法”（如“红花”或“笑脸”）进行激励。

3．转移注意法 当儿童咬指甲时，不要提醒他，安排儿童帮助做些家务、讲故事或做游戏，调动儿童使用双手并分散他的注意力。如果儿童在睡前吸吮或咬手指，则提供毛绒玩具等安慰物，让儿童抱着安慰物入睡，使不良习惯消退。

4．安排丰富的活动 通过丰富的活动使儿童精神放松、心情愉快，并将注意力转移到有益的活动中。

五、自理生活行为能力问题

儿童自理生活是其重要的发展能力之一，这不仅与认知、语言、运动等能力的发展密切相关，同时也是其独立性和社会性发展的重要基础。在儿童的成长过程中，应根据儿童的发育水平，为儿童提供学习生活自理技能的机会，例如自行进餐、如厕训练、学习穿脱衣服和鞋袜等。这不仅有利于儿童大脑发育，例如手眼协调、动作的灵活性、排便控制和神经反射的建立，也有助于儿童自信心和自尊心的培养。

（一）预防

1．根据儿童的发育水平，为儿童提供学习自理生活技能的机会。例如在 6 ~ 9 月龄开始引入固体食物时，让儿童有仪式感，坐在高脚餐椅上，学习用勺自喂；9 ~ 12 月龄儿童学习穿脱衣服时，用语言配合，示范动作，提示穿脱衣服的顺序。

2．尽可能为儿童提供自行练习的机会，给予尽可能少的帮助，把步骤分解，帮助儿童掌握技能，允许儿童失败。

3．一旦儿童学习技能时获得一点成功，立即给予眼神、表情或口头的描述性赞扬，鼓励儿童继续努力。

4．儿童自理生活技能的获得具有波动性，已获得的自理生活能力在受到外界因素或事件的影响时可能会退化，如生病后或家中亲人故去后，儿童又失去了已获得的能力，如大小便控制能力。不应苛责或责骂儿童，而应继续耐心鼓励并培养儿童的自理生活能力。

5．全家保持一致的原则，尽一切可能为儿童提供学习掌握自理生活技能的机会。

（二）干预指导

1．进食能力 准备好进餐的餐具和食物，先让儿童坐在餐椅上，鼓励儿童进餐，并允许他观察成人进餐。当儿童表现出进餐兴趣并动手取食物时，可帮助他学习抓取食物自喂，或帮助他自己用勺进餐，可以把着他的手舀取食物并放入口中，成功时应称赞他；进餐过程中向儿童示范咀嚼和吞咽动作，鼓励他模仿。具体可参照本章前文“进食行为问题的干预”。

2．穿脱衣服和鞋袜 根据儿童的发育水平确定训练计划，例如儿童四肢运动不受限，已能听懂简单的指令并希望获得赞扬，此时可开始训练。训练时，先向儿童示范穿脱衣服的顺序，让儿童根据步骤配合语言指令做相应的动作，例如看准套头衣的前后，先套头，再伸胳膊，最后把衣服拉下；再指导他分步骤模仿，逐渐减少帮助，直至由他独立完成。每当儿童获得进步或成功，都要及时给予鼓励和表扬。

3．如厕训练 幼儿的排便控制能力发育与年龄和神经认知发育密切相关，控制排便的如厕技能与其他认知技能发育一致。当儿童的运动、语言、情绪等认知功能已发育到一定程度，例如能自由走动、拉下裤子并能独坐5分钟以上，能理解简单指令并希望得到养育人的赞扬，爱模仿他人，并有独立自我表现的欲望（如要自己吃饭、穿鞋），对自我身体变化有感觉（如排便前停止动作并有脸部表情）等，此时可进行如厕训练。

(1) 准备好儿童坐便器，置于显著而方便的地方，用儿童的语言告诉他这是他解大小便的地方。

(2) 允许儿童每天不脱裤子坐坐便器 2 次，每次 5 分钟，持续 1 周，以习惯坐便器。但绝不要强迫儿童坐。

(3) 鼓励儿童观察父母或其他孩子如厕。让儿童观察冲洗厕所污物的过程（如他害怕，可跳过这一步），和儿童说明，长大了要像大人一样“排臭臭”，鼓励其模仿。

(4) 当儿童已能理解并希望模仿时，让儿童脱去尿裤坐于坐便器，但不要催促他或期望他马上排便。如果儿童做到了(坐在坐便器上或能排便)，都应采用描述性的方式表扬他。每天定时坚持 1 次。

(5) 若儿童已适应，逐步移动坐便器位置，使其靠近卫生间，最后将儿童坐便器放入卫生间。儿童完成排便后，及时表扬，并将大小便倒入大坐便器中，告诉儿童这就是大小便应该去的地方，可一起挥手说“再见”。

(6) 日间注意观察儿童大小便意的任何征兆，并询问儿童使他体会自身的感觉（如小肚子胀了或有“臭臭”要钻出来了），告诉他这是“尿尿或排臭臭”的感觉，提示并协助他走向坐便器。一旦成功排尿或排便，及时鼓励和表扬，并提醒儿童保持对自己身体感觉的关注。

(7) 如果儿童排便不成功，不批评失败，注意强化儿童如厕训练的积极表现（如“要像个大男孩”“要像妈妈一样”“你自己做做看”）。

(8) 应持之以恒。儿童自理生活能力的获得会有波动，全家应意识到这一点并保持一致的原则，坚持如厕训练，最终会使儿童形成良好的习惯。

六、社会性行为问题

5～6月龄后，儿童已能逐渐辨别他人的表情、语气，在依恋关系建立的基础上，已能参照养育人的语气、表情或行为做出相应的反应。此时，应根据儿童的发育年龄进行相应的行为约束或规范，培养其良好的行为举止。

（一）预防

1．6月龄的婴儿开始懂得“不”，能通过音调、语气辨认情感，并对语气、情感有反应。这时养育人可以开始采用一些技巧来约束婴儿的不当行为。最成功的方法是在他表现好的时候给予奖励（格外关注、话语亲切），在他行为不当时停止奖励、不予关注。

2．如果婴儿无意识地打人、抓头发，要拿一些不该拿的东西如尖锐的物品、电器等，应采用严肃的表情、平静的语气对婴儿说“不”，阻止他的行为，并将他的注意力转移到可以接受的活动上，如玩红球、“躲猫猫”等。

3．如果婴儿无意识地尖叫，不要关注，也不要给予任何反应，用眼神或手势配上轻声“嘘”制止，并将注意力转移到可接受的活动上。一旦进入可接受的玩耍活动，用表情或语言赞赏。

4．设定行为约束和规范。行为约束或行为规范要与儿童的年龄相匹配。例如1岁内的婴儿，对其打人、抓头发、碰或拿取危险的物品均要进行行为约束，虽然此时儿童对这些行为尚无对或错的意识，但可参照养育人的反馈，形成“这些行为是不被接受”的概念。对大年龄儿童，行为约束与公共规范和社会规则一致，如遵守交通规则，不打人、骂人，对人有礼貌，公共场所不乱扔垃圾，不随便拿别人的东西等。

5．行为约束不宜过多或限制儿童的发展。儿童在自由与约束的平衡中健康成长，在遵守必要的规则和规范，避免危险的前提下，应尽可能让儿童有自由的选择，如玩什么玩具、怎么玩等，让儿童有独立和创造性的发展。

6．对儿童良好的行为表现，应及时采用表情或语言描述的方式给予表扬，不断强化其良好的行为举止。

7．一旦行为约束或规范确定，全家应原则一致，有底线，形成威望。行为约束不是惩罚儿童，而是爱的体现。应避免一切体罚、责骂或伤害儿童身心的行为。

（二）干预指导

1．设置易于遵循的规则　养育者应根据儿童的发育能力，设置易于遵守、实施的规则，并简单、清楚地告诉儿童规则内容，例如“如果想玩小朋友的玩具，应先征询别人的意见或用自己的玩具交换”。确立在日常生活中需遵循的规则，如进餐行为和时间、上床时间等；并制定违反规则后的措施，如大声叫嚷后应重新用安静轻快的语调说一遍。将所制定的规则用绘图的形式制作成儿童易于理解、操作的行为图表，张贴于儿童容易看到的地方。同时，设立奖励规则，按要求做到即以笑脸或红花记录，未做到则不予笑脸或红花，但不要取消以前所获得的笑脸或红花，当连续积累多个笑脸后就可以满足儿童的一个愿望，以鼓励他坚持。

2．行为约束　当问题行为发生时，例如儿童吵闹并大声尖叫，先停下自己手头的工作，走到离儿童一臂远的地方，蹲下身子至他可以平视你的高度，叫他的名字以获取注意，坚定而冷静地说“停止”。然后告诉儿童应该怎样做，如“互相轮流玩”。等待 5 秒看他的反应。一旦儿童遵从了，便给予描述性表扬，如“华华，谢谢你按照妈妈说的做了”。

3．刻意忽视 如果说了“不行”后，儿童开始啜泣或哭闹，不要关注他，等他在哭泣中有所停顿时，就谢谢他能安静下来，鼓励他进入下一个允许的活动；如果儿童做到了，要给予表扬。

4．合理后果配合指示 如果儿童在5秒内没有按照指示去做，使用合理后果。选择一个适合当时情况的合理后果，例如把引起问题的关键玩具拿走，或结束相关的活动，并解释为什么要这样做，如“你们不能友好地合作玩耍，所以5分钟内不能再玩，我把这辆车放到楼上”。终止活动5～10分钟通常已足够，不要理会任何的抗议和埋怨，也不要跟儿童争辩，只是简单地执行后果。

5．恢复活动 时间一到，恢复儿童的活动，使他有机会建立良好的行为。如果问题行为再次出现，重复执行合理后果更长一段时间；如果有需要，可以采用“平静时间”或“隔离时间”。使用“平静时间”时，告诉儿童他做错了什么及其后果（“现在要开始平静时间了”），平静时间内要移开对儿童的注意，让他独自平静坐一小段时间。平静时间和隔离时间的操作可参见本章前文“发脾气或暴怒发作的干预”。

6．以身作则 养育者要以身作则，做一个遵守社会规则的好榜样，引导儿童学习并遵守交通规则、购物规则，说话礼貌、尊重他人，具有良好的修养等，帮助儿童理解并自觉遵守社会规则。儿童无论是在玩耍还是在超市购物、看电影买票、上公交车等日常社会生活中，如果能够自觉遵守规则，并表现出良好的行为举止，应及时以表情、描述性语言赞赏。

第九章　中医疗法

第一节　概　述

中医疗法具有平衡阴阳、调理脏腑之功效，可改善人体机能，促进微循环，提高免疫力。随着传统医学发展，中医药在高危儿童保健领域的应用逐渐增多。对于高危儿童康复期的日常保健，小儿推拿按摩提供了有效的手段。

1．推拿疗法相对安全稳妥，患儿依从性好，但操作过程要严谨、规范，因此，家长在医生指导后方可自行操作。

2．推拿操作手法要循序渐进，无痛苦或痛苦小的手法在先，痛感明显的手法在后，过程连贯，持之以恒。在一个穴位上，手法刺激量大为“重”，操作时间相应要短一些，手法刺激量小为“轻”，操作时间相应长一些。

3．家长在对孩子进行日常保健的过程中，需在专业医生指导下，根据具体情况进行推拿操作。当孩子出现发热、烦躁哭闹、腹痛、呕吐、紫癜等症状时，应暂停操作，建议及时就医。

一、婴幼儿中医保健推拿

小儿脏腑娇嫩，肺、脾、肾三脏常不足，年龄越小，这种生理特点越明显。小儿保健推拿可以起到补肺、健脾、益肾的作用，能改善小儿体质，促进生长发育。对于高危儿的保健，推拿选穴主要起到补益气血、健脑益智、促进发育的作用。例如小儿体质虚弱、消瘦乏力、肌肉松弛、食欲不振等，可选取补脾经、补肾经、运内八卦、摩腹、揉中脘、揉足三里、揉脾俞、揉肾俞、捏脊等穴位进行保健操作。若伴有便秘、口臭、烦躁、哭闹、夜眠不安等情况，多为虚中夹实，可选取清心经、清肝经、清胃经、清大肠、揉小天心、清天河水、开天门等穴位。

下面具体介绍婴幼儿常见保健推拿穴位和操作手法。

1．脾经

位置：手拇指桡侧缘，指端至指根成一直线。

操作：固定小儿拇指，暴露拇指桡侧缘，在拇指桡侧缘上，由指端推向指根为补脾经（图 9-1）。

次数：200 次。

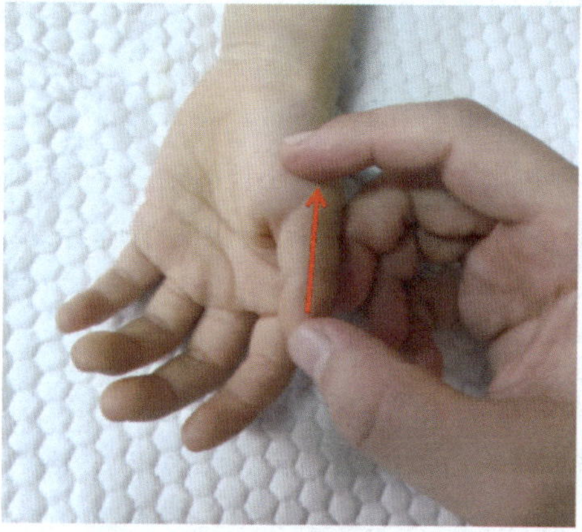

图 9-1　补脾经

2．心经

位置：中指掌面末节螺纹面。

操作：自中指掌面末节指纹推向指尖为清心经（图 9-2）。

次数：200 次。

3．肝经

位置：示指掌面末节螺纹面。

操作：自示指掌面末节指纹推向指尖为清肝经（图 9-3）。

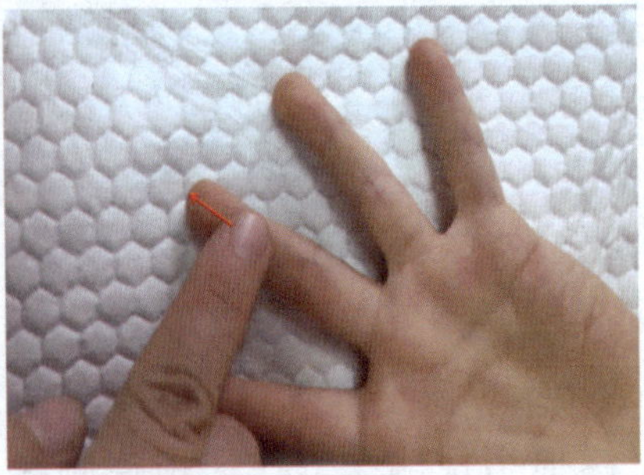

图 9-2　清心经

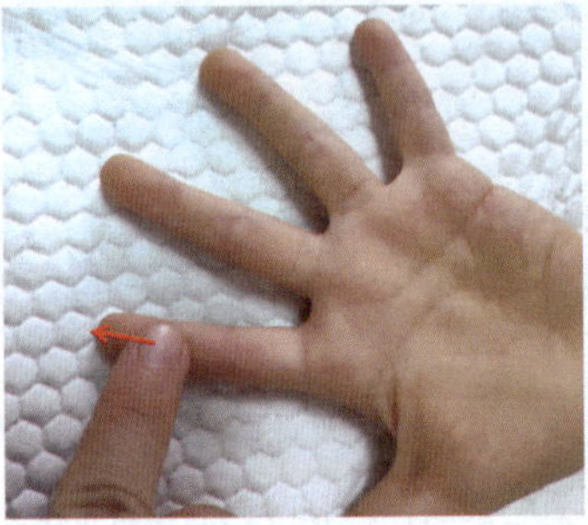

图 9-3　清肝经

次数：200 次。

4．肺经

位置：环指掌面末节螺纹面。

操作：自环指掌面指尖推向末节指纹为补肺经（图 9-4）；反之，自环指掌面末节指纹推向指尖为清肺经。

次数：200 次。

5．肾经

位置：小指掌面末节螺纹面。

操作：自小指掌面指尖推向末节指纹为补肾经（图 9-5）。

次数：200 次。

6．肾顶

位置：小指顶端（图 9-6）。

操作：用拇指指端按揉小指顶端为揉肾顶。

时长：2 分钟。

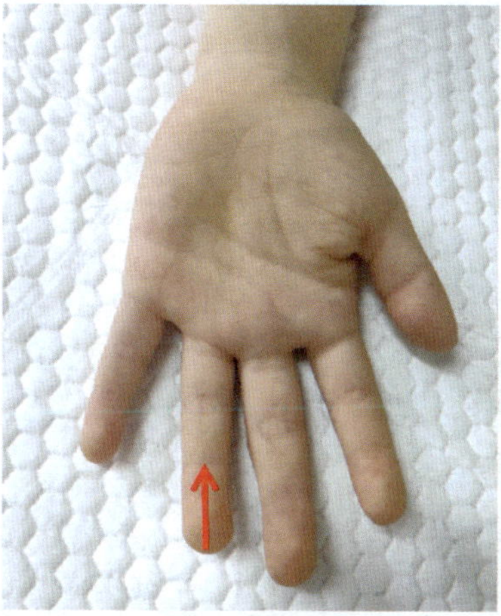

图 9-4　补肺经

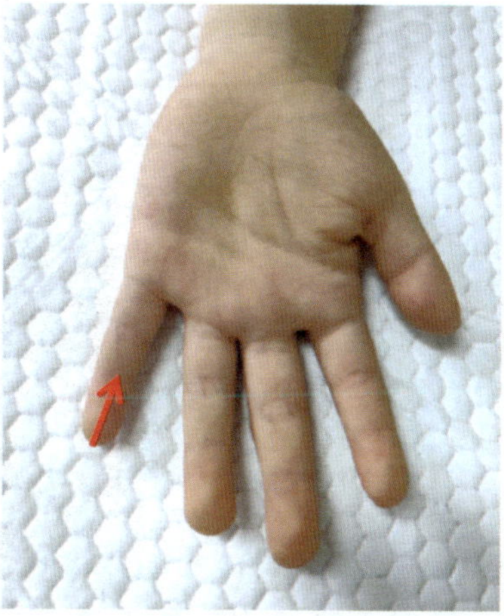

图 9-5　补肾经

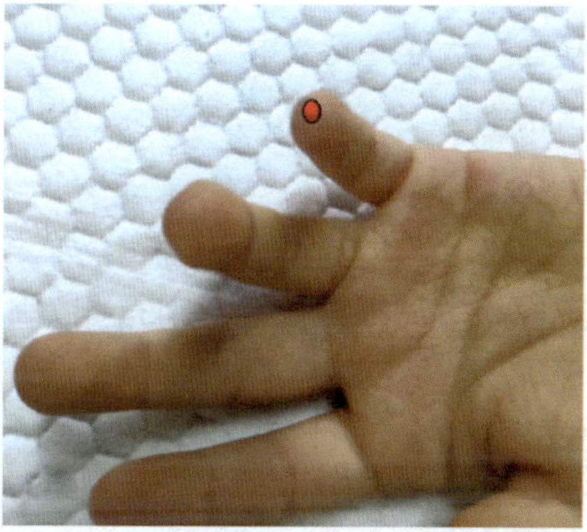

图 9-6　肾顶

7．板门

位置：手掌大鱼际顶端肌肉丰厚处。

操作：拇指指端吸定穴位揉动，称为揉板门（图 9-7）。

次数：200 次。

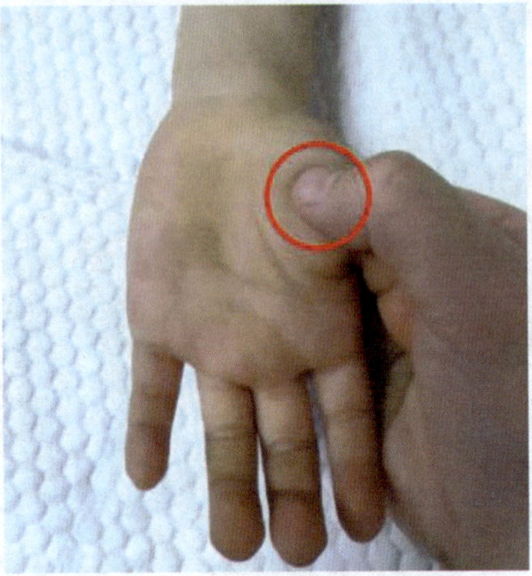

图 9-7　揉板门

8．小天心

位置：手掌面，大小鱼际交接处（图 9-8）。

操作：拇指指端吸定穴位揉动，称为揉小天心（图 9-9）。

次数：200 次。

9．手阴阳

位置：手掌面，掌后腕横纹，近拇指侧为阳池穴，近小指侧为阴池穴。

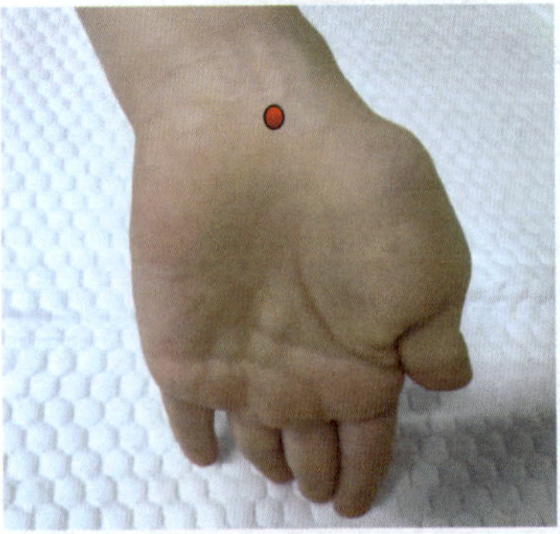

图 9-8　小天心

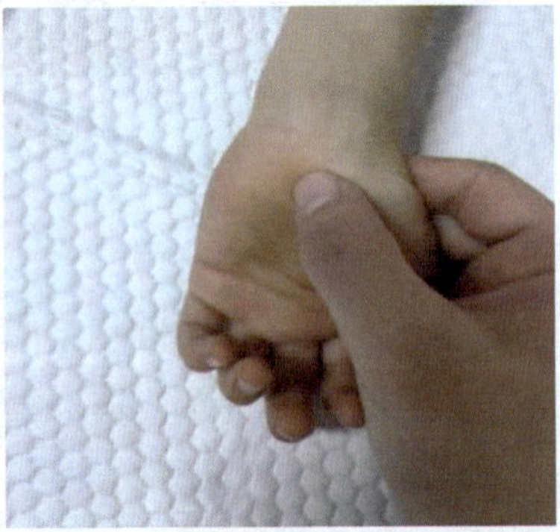

图 9-9　揉小天心

操作：用双手拇指螺纹面，自腕横纹中点同时向两旁做一字形分推，称为分手阴阳（图 9-10）。

次数：200 次。

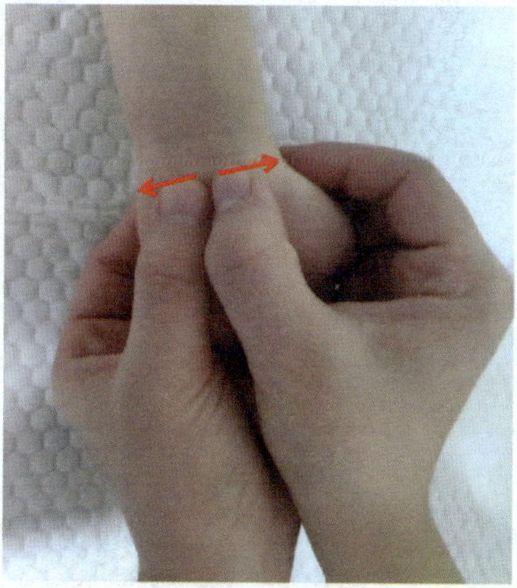

图 9-10　分手阴阳

10．大肠

位置：示指桡侧缘，指尖至虎口成一直线。

操作：从示指指尖直线推至虎口为补大肠（图 9-11），从虎口直线推至示指指尖为清大肠（图 9-12）。

次数：200 次。

11．胃经

位置：大鱼际外侧，赤白肉际处，拇指根至腕横纹。

操作：自腕横纹至拇指指根方向直推为清胃经（图 9-13）。

次数：200 次。

12．内八卦

位置：手掌面，以掌心为圆心，以从圆心至中指根横纹 2/3 处为半径所在圆周上分布的 8 个点，从小鱼际起按顺时针

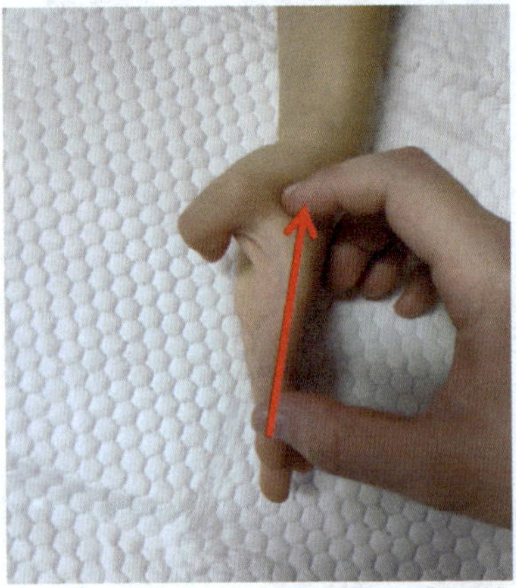

图 9-11　补大肠

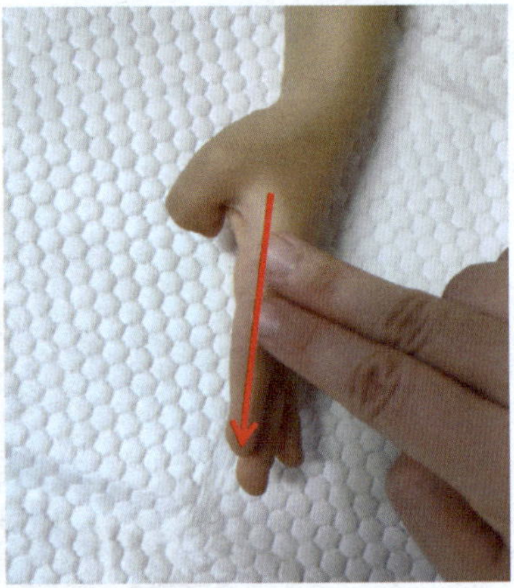

图 9-12　清大肠

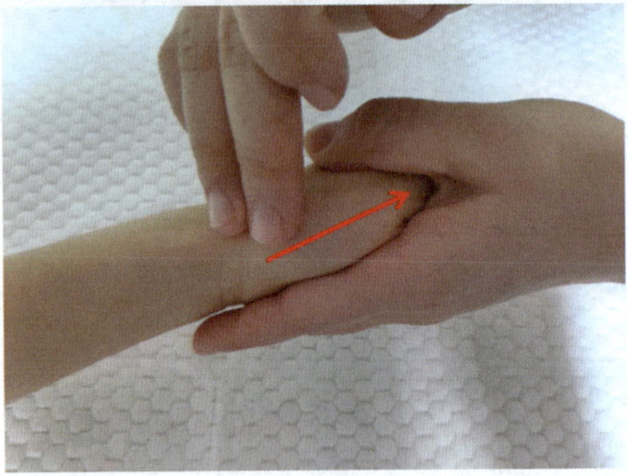

图 9-13　清胃经

方向依次为乾、坎、艮、震、巽、离、坤、兑（图 9-14）。

操作：用拇指螺纹面在这 8 个点穴上，按顺时针方向做环形推动，称为顺运内八卦。

次数：200 次。

13．天河水

位置：前臂内侧正中腕横纹至肘横纹成一直线。

操作：示、中二指并拢伸直，用二指指面从腕横纹直线推至肘横纹，称清天河水（图 9-15）。

次数：200 次。

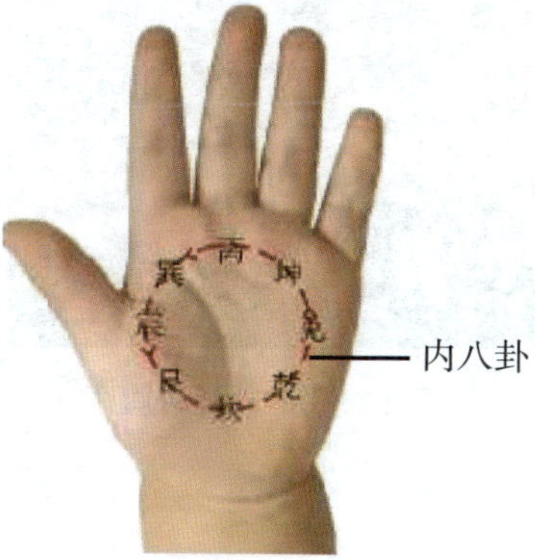

图 9-14　内八卦

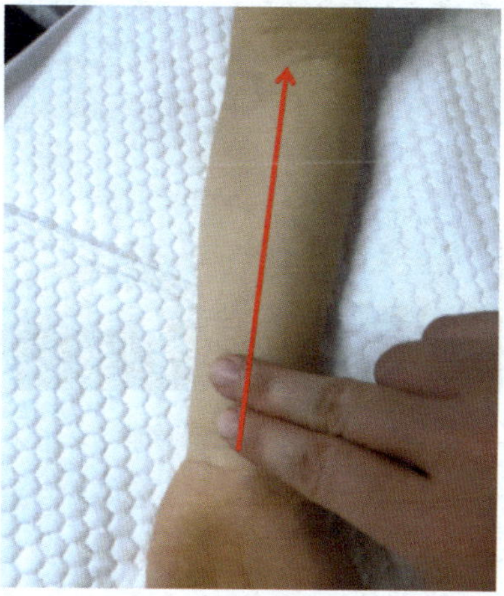

图 9-15　清天河水

14．腹

位置：整个腹部。

操作：用手掌面在腹部体表做环形抚摩。依摩法的方向分为顺时针摩腹（图 9-16）和逆时针摩腹（图 9-17）。

次数：200 次。

15．中脘

位置：腹正中线上，肚脐上 4 寸。

操作：用拇指或中指螺纹面揉，称揉中脘（图 9-18）。

次数：200 次。

16．肾俞

位置：第二腰椎棘突下，后正中线旁开 1.5 寸。

操作：用双手拇指指端分别按揉两侧肾俞穴，称按揉肾俞

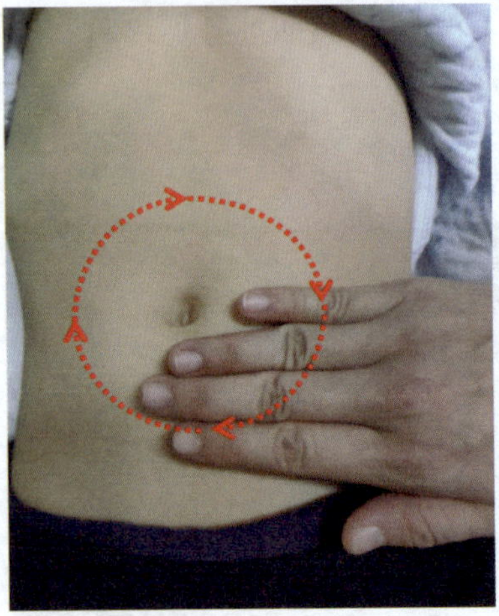

图 9-16　顺时针摩腹

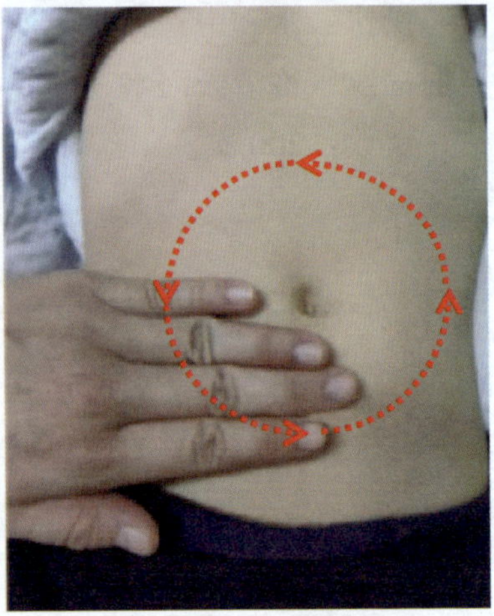

图 9-17　逆时针摩腹

（图 9-19）。

次数：200 次。

17．脾俞

位置：第十一胸椎棘突下，后正中线旁开 1.5 寸。

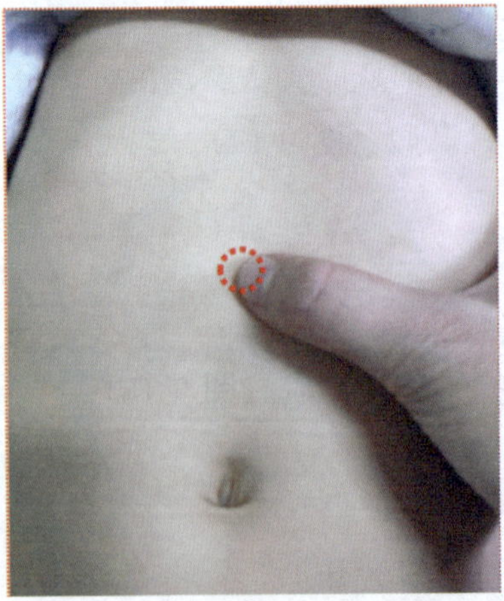

图 9-18　揉中脘

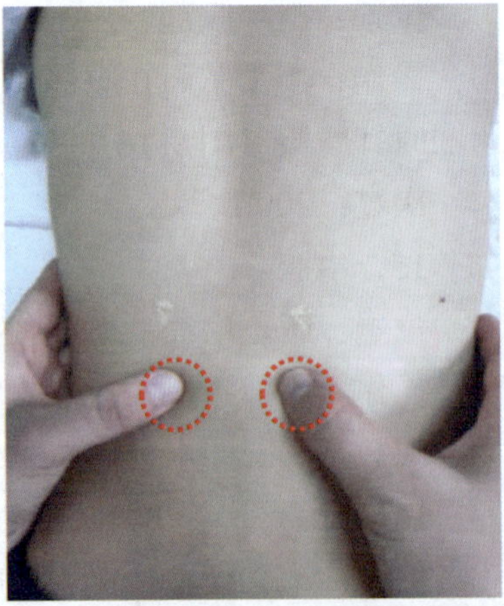

图 9-19　按揉肾俞

操作：用两手拇指指端分别按揉两侧脾俞穴，称按揉脾俞（图 9-20）。

次数：200 次。

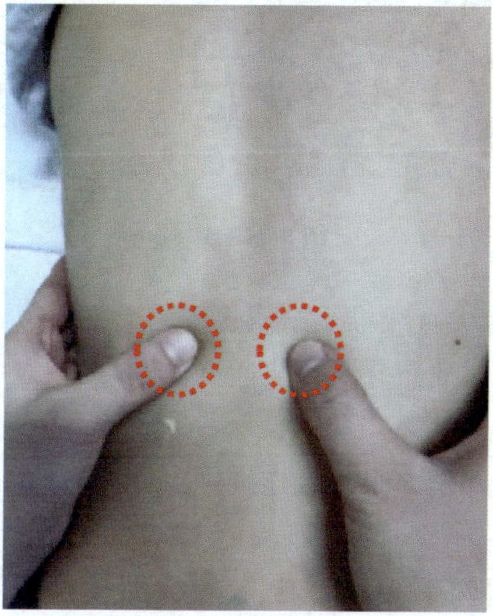

图 9-20　按揉脾俞

18．脊柱

位置：后背正中线，大椎至龟尾成一直线。

操作：先将滑石粉或爽身粉涂抹于脊柱，两拇指桡侧缘顶住脊柱两侧皮肤，示指、中指前按，拇指、示指、中指三指捏住脊柱两侧皮肤，同时用力提拿，自下而上、双手交替捻动向前，自腰骶至大椎，称捏脊。每捏 3 下便将脊背皮肤提一下，称为“三捏一提”法（图 9-21）。

次数：反复提拿 6 次。

19．七节骨

位置：第四腰椎棘突至尾骨尖端成一直线。

操作：由第四腰椎直线推至尾骨尖为下推七节骨（图

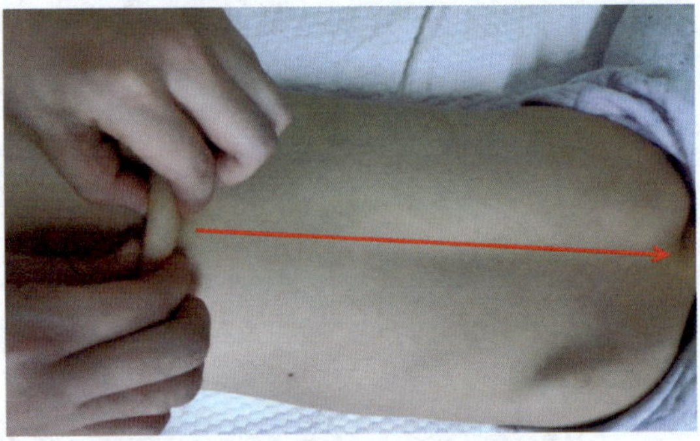

图 9-21　捏脊

9-22)，由尾骨尖直线推至第四腰椎为上推七节骨（图 9-23)。

次数：涂抹油性介质，快速操作 50 次，以推红推热为度。

20．太阳

位置：眉外梢与眼外眦连线中点，向后约 1 寸凹陷处（图 9-24)。

操作：用两手拇指或中指螺纹面按揉两侧太阳穴称揉太阳。

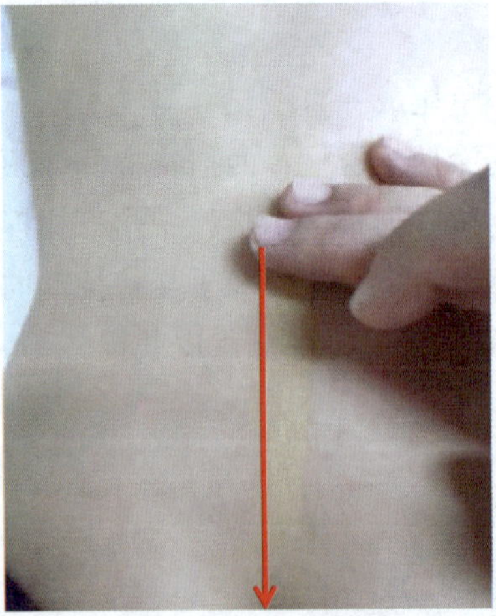

图 9-22　下推七节骨

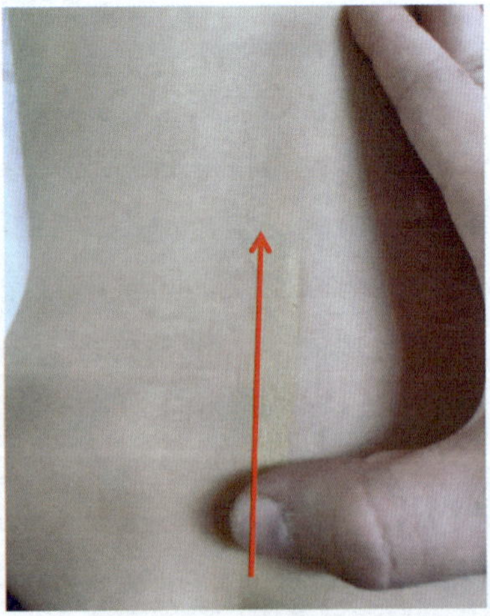

图 9-23　上推七节骨

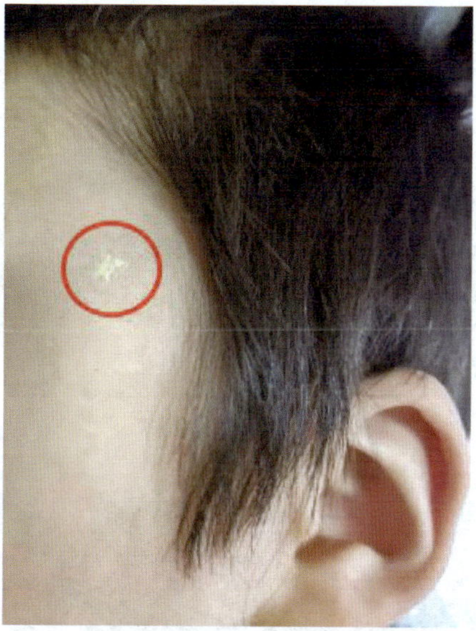

图 9-24　太阳

次数：50 ～ 100 次。

21．天门

位置：两眉之间向上至前发际成一直线。

操作：用两拇指交替由下向上直推称开天门（图 9-25）。

次数：30 ～ 50 次。

22．坎宫

位置：眉心至眉梢成一直线。

操作：两手拇指指端自眉心向眉梢分推，称推坎宫（图 9-26）。

次数：30 ～ 50 次。

23．足三里

位置：外膝眼下 3 寸，胫骨旁开 1 寸。

操作：双手拇指指端稍用力按揉穴位，称按揉足三里（图

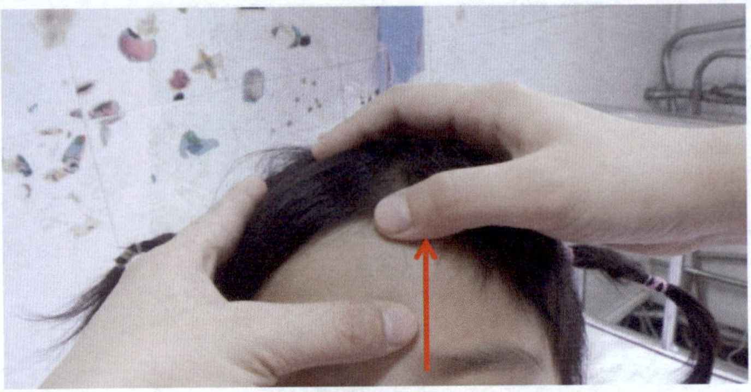

图 9-25　开天门

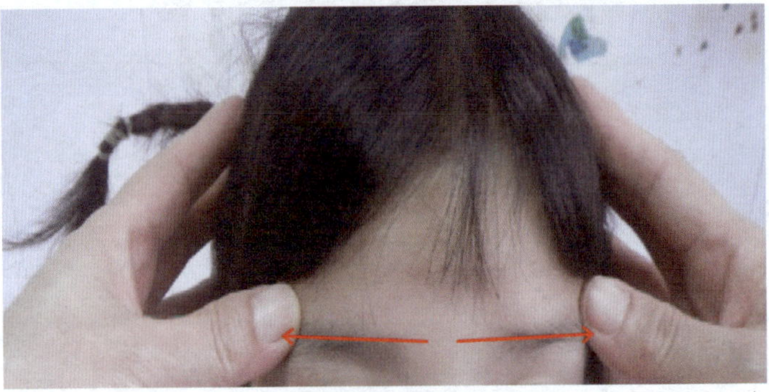

图 9-26　推坎宫

9-27）。

次数：200 次。

24．三阴交

位置：内踝上 3 寸，胫骨后缘凹陷中。

操作：双手拇指指端稍用力按揉穴位，称按揉三阴交（图 9-28）。

次数：200 次。

25．肩井

位置：大椎与肩峰连线中点，肩部筋肉处。

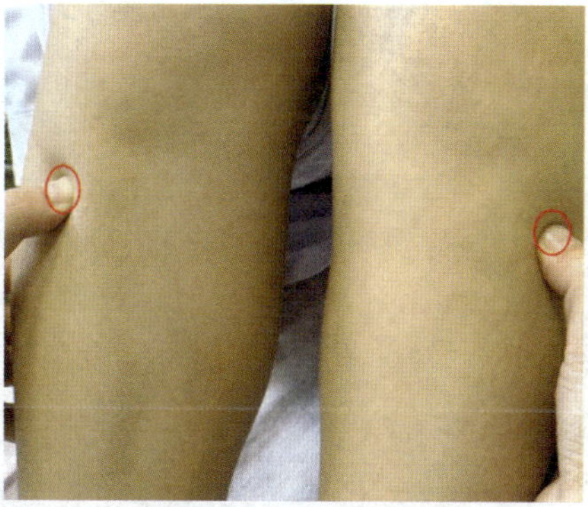

图 9-27　按揉足三里

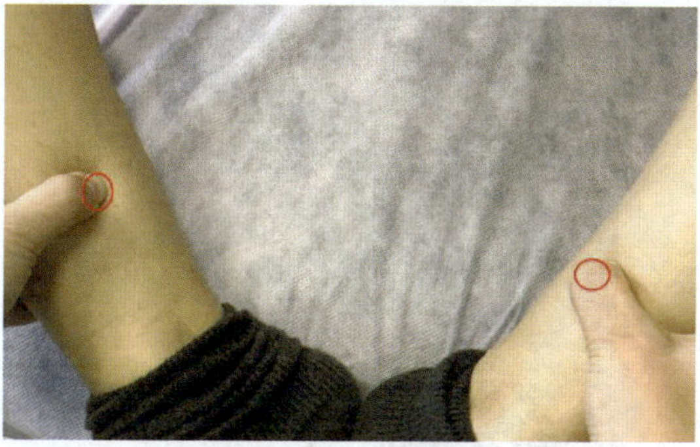

图 9-28　按揉三阴交

操作：双手拇指和其余手指的指面相对用力，捏住患者的肩井部，逐步收紧提起，进行一紧一松、连续不断的提捏，并施以揉动拿捏，称拿肩井（图 9-29）。

次数：15 次。

26．天柱

位置：后发际正中旁开 1.3 寸。

操作：双手拇指指端稍用力按揉穴位，称按揉天柱（图 9-30）。

时长：3 分钟。

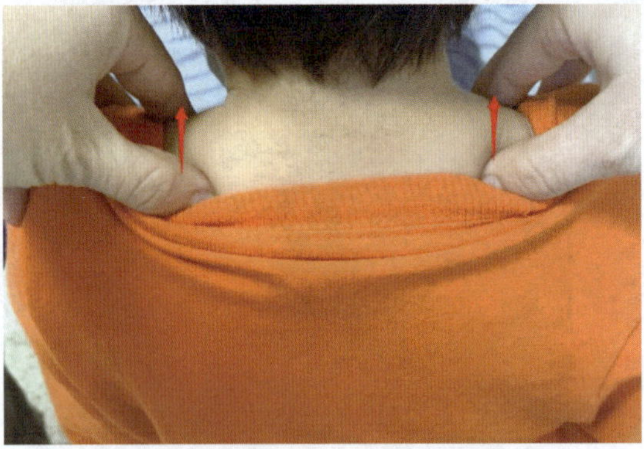

图 9-29　拿肩井

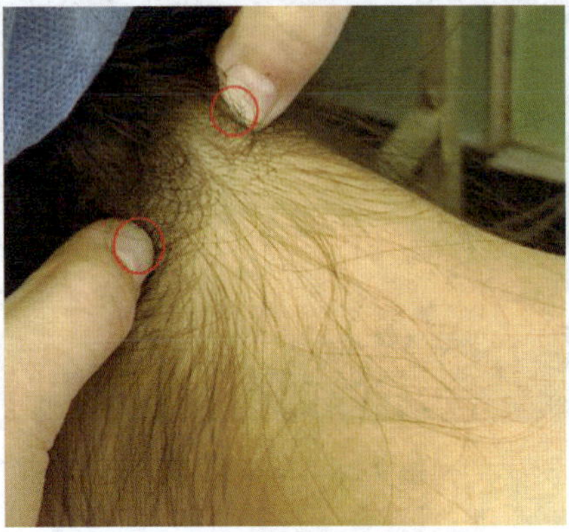

图 9-30　按揉天柱

第二节　常见问题的处理

一、便秘

便秘是指大便干燥硬结，间隔时间延长，2 ~ 3 天或更长时间排便 1 次，或者虽然间隔时间正常，但排便困难的一种疾病。

穴位、手法及力度：重清大肠 200 次，轻运内八卦 200 次，轻顺时针摩腹 200 次，重下推七节骨 50 次。

二、腹泻

腹泻是指大便次数增多，大便性状改变的一种消化道综合征。

穴位、手法及力度：轻补大肠 200 次，轻补脾经 200 次，轻逆时针摩腹 200 次，重上推七节骨 50 次，捏脊 6 次。

三、厌食

厌食指小儿长期食量减少，食欲减退，甚至拒食的一种疾病。若厌食长期未能得到纠正，可能会导致继发性营养不良、贫血等疾病。

穴位、手法及力度：轻补脾经 200 次，重清胃经 200 次，轻运内八卦 200 次，轻揉板门 200 次，捏脊 6 次。

四、积滞

积滞指小儿因喂养不当，乳食停滞不消化，出现以不思乳食、腹胀呕吐、大便酸臭或便秘等为特征的疾病。

穴位、手法及力度：轻补脾经 200 次，重清胃经 200 次，轻运内八卦 200 次，轻摩腹 200 次，捏脊 6 次。

五、溢乳

溢乳是新生儿时期常见症状之一，指在喂乳后不久从口边溢出少许奶液，压力不大，非喷射性，食欲正常。

穴位、手法及力度：轻补脾经 200 次，重清胃经 200 次，轻运内八卦 200 次，轻揉中脘 200 次，轻揉脾俞 100 次。

六、夜啼

夜啼是指小儿经常入夜则啼哭不安，或每夜定时啼哭，甚至整夜啼哭，白天正常的一种疾病。

穴位、手法及力度：重清心经、肝经各200次，揉小天心（稍用力揉按）200次，开天门（轻推）100次，捏脊6次。

七、汗证

汗证是不正常出汗的一种疾病，表现为安静状态下，全身或局部出汗过多，甚至大汗淋漓。

穴位、手法及力度：轻补脾经200次，轻补肺经200次，轻揉肾顶2分钟，轻清天河水200次。

八、反复呼吸道感染

反复呼吸道感染是指1年内上、下呼吸道感染的次数超出一定范围，即：1年内2岁以内婴幼儿上呼吸道感染7次及以上，下呼吸道感染3次及以上；2岁以上至5岁儿童上呼吸道感染6次及以上，下呼吸道感染2次及以上；5岁以上至14岁儿童上呼吸道感染5次及以上，下呼吸道感染2次及以上。

穴位、手法及力度：轻开天门、推坎宫、揉太阳各100次，捏脊6次。

第三节 “五迟五软”的中医干预

“五迟五软”：“五迟”指立迟、行迟、语迟、发迟、齿迟，“五软”指头项软、口软、手软、足软、肌肉软。

一、中医常用的干预方法

干预原则：滋养肝肾、补益气血。

穴位及手法：补脾经200次，补肾经200次，揉足三里1分钟，揉三阴交1分钟，揉脾俞1分钟，揉肾俞1分钟，拿揉肩井1分钟，拿揉患侧上、下肢各2分钟。

常见问题处理：①头控差、头过度后仰者，加揉天柱3分钟，拿、揉法相结合，刺激颈部肌肉及肩关节周围5分钟；不能翻身、坐不稳、不会爬者，拿、揉法相结合，刺激患侧肢体关节和肌肉5分钟，按揉腰部肌肉5分钟；不能站立、不能走者，拿、揉法相结合，重点刺激患侧下肢关节和肌肉5分钟，拿、揉踝关节5分钟。②爱发脾气或暴躁发作者，加清肝经200次，清心经200次，清天河水200次。③食欲差者，加运内八卦200次，捏脊6次。④有睡眠问题者，加开天门100次，捏脊6次。

二、中医干预注意事项

1．推拿室内要保持一定的温度，不可过热或过凉，保持空气新鲜。

2．治疗时要尽量保持患儿安静，在利于手法操作前提下，应让患儿体位尽可能舒适。

3．患儿进食后不宜马上推拿腹部；推拿后半小时内不宜进食，应让患儿充分休息。

4．辨证准确，选穴恰当，手法精确。

5．推拿后需注意避风寒，尤其是儿童出汗后，避免推拿治疗后受凉感冒。

6．皮肤破损处，以及患有紫癜、骨折、结核、传染病及肿瘤的儿童，禁止应用推拿手法。

7．怀疑有肠套叠、肠梗阻、肠坏死等急腹症时，腹部禁止应用手法。

8．定期随访、监测儿童的生长发育情况。密切观察患儿不适症状，若病情变化，请及时就医。

9. 中医干预有其治疗范围，对于非优势病种、治疗效果不明显者，应积极采取其他疗法治疗。

附　表

附表 1　高危儿童及心理行为发育异常儿童登记表

地址：　　　　市区（县）　　　　街道（乡）　　　　居委会（村）

编号	登记日期	姓名	性别	出生日期	家长姓名	联系电话	高危因素或异常情况	追访结果

来源：《儿童心理保健技术规范》，2013。

附表 2　儿童营养性疾病管理登记表

编号	姓名	性别	出生日期	年龄	家庭住址	联系电话	评估	分度	开始管理日期（年 / 月 / 日）	结案日期（年 / 月 / 日）	转归[#]

[#] 转归：痊愈、好转、转院、失访。

来源：《儿童营养性疾病管理技术规范》，2012。

附表 3　本地区相关机构联系方式（样本）

	地址	电话	相关职责
县级妇幼保健院			儿童发育评估、干预
县残联			儿童残疾救助、补助
县民政			
县妇联			
儿童康复机构			
儿童保护机构			

附表 4　高危儿童专案管理记录

编号：____

儿童姓名：____　性别：男 / 女　出生日期：____年____月____日

开始管理日期：____年____月____日

转诊单位：________　高危因素：________　既往患病情况：_________

转归：□正常　□转诊　□拒转诊　□失访　□死亡

结案日期：____年____月____日

检查日期	年龄	评估方法	评估结果	指导	处理	检查者

来源：《儿童心理保健技术规范》，2013。

附表 5　蛋白质 - 能量营养不良儿童专案管理记录

儿童姓名：____　　性别：男 / 女　　出生日期：____年____月____日

开始管理日期：____年____月____日

出生史：□早产　□低出生体重　□多胎

6 个月内喂养史：□纯母乳　□部分母乳　□配方奶

开始食物转换年龄：____月龄

儿童既往患病情况：

检查日期	年龄	体格检查		评估	存在问题	指导	检查者
		身高（cm）	体重（kg）				

结案日期：____年____月____日

转归：□痊愈　□好转　□转院　□失访

来源：《儿童营养性疾病管理技术规范》，2012。

附表 6　营养性缺铁性贫血儿童专案管理记录

儿童姓名：______　　性别：男 / 女　　出生日期：____年____月____日

开始管理日期：____年____月____日

母孕期贫血情况：孕周__周，Hb__g/dl　铁剂治疗：□无　□有（药物：__ 剂量：__ 疗程：__ 周）

母乳喂养情况：□纯母乳　□部分母乳 □配方奶　儿童开始添加含铁食物年龄：____月龄

儿童既往患病情况：

检查日期	年龄	Hb（g/L）	存在问题	治疗（药物、剂量）	指导	检查者

结案日期：____年____月____日

转归：□痊愈　□好转　□转院　□失访

来源：《儿童营养性疾病管理技术规范》，2012。

附表 7　维生素 D 缺乏性佝偻病儿童专案管理记录

儿童姓名：____　　性别：男 / 女　　出生日期：____年____月____日

开始管理日期：____年____月____日

母孕期和哺乳期：□未补充维生素 D　□日照不足　□下肢痉挛

儿童服用维生素 D：□无　□有（开始服用维生素 D 的年龄：____ 月龄____ 天。品名：____。剂量：____ IU/d）

儿童既往患病情况：

体征：□方颅　□肋骨串珠　□肋软骨沟　□鸡胸　□手（足）镯　□ X 型腿　□ O 型腿

血液检查：血钙：____　血磷：____　血 AKP*：____　血 25-(OH) D：____

X 线检查：

检查日期	年龄	户外活动时间（小时 / 日）	存在问题	维生素 D 治疗（品名、剂量）	指导	检查者

结案日期：____年____月____日

转归：□痊愈　□好转　□转院　□失访

*AKP：碱性磷酸酶。

来源：《儿童营养性疾病管理技术规范》，2012。

附表 8 高危儿童干预评估记录表（模板）

儿童姓名：________ 性别：男 / 女年龄：____岁 建档日期：________年________月________日

序号	干预内容	通过标准	操作方法	玩具（设备）	完成情况			训练起始日期	学会日期	医生签名
					不会	会一点儿	全会			
1	注视人脸	婴儿注视正在朝他看的人的脸	成人(母亲)走近婴儿，不抱他，只是注视着他的脸，成人脸与婴儿脸距离 20 ~ 30 cm，注意观察反应	—						

附表 9 “儿童心理行为发育预警征象”条目及释义

年龄	预警征象	维度	条目释义
3 月龄	1．对很大声音没有反应	语言	当周围环境突然出现较大声音时，婴儿无眨眼、皱眉、身体惊动、活动停止、活动增加或哭泣等反应
	2．逗引时不发音或不会微笑	个人社交	向婴儿微笑或说话逗他时，婴儿不会以微笑或发声回应（不要胳肢或触摸他）
	3．不注视人脸，不追视移动人或物品	个人社交	当与婴儿面对面（相距 20 ~ 30 cm）时，婴儿不会注视人脸；在婴儿面前走动或缓慢移动物品时，婴儿不会用头或目光追随移动的人或物品
	4．俯卧时不会抬头	大运动	俯卧时，婴儿的头不能抬离床面一会儿
6 月龄	1．发音少，不会笑出声	语言	婴儿很少发音，逗引时也不会笑出声
	2．不会伸手抓物	个人社交	婴儿不会主动伸手抓面前的物品或玩具
	3．紧握拳松不开	精细动作	当婴儿清醒时，手经常是紧握拳、不松开的状态
	4．不能扶坐	大运动	将婴儿放在床上，扶着他或背部有物体支撑时，他不能坐一会儿

续表

年龄	预警征象	维度	条目释义
8月龄	1．听到声音无应答	语言	在婴儿耳后附近拍手或说话，他没有反应，不会将头转向声源侧
	2．不会区分生人和熟人	个人社交	婴儿对陌生人没有拒抱、哭、不高兴或惊奇的表现
	3．双手间不会传递玩具	精细动作	婴儿不会把手中的物品从一只手换到（传递）另一只手
	4．不会独坐	大运动	在没有支撑的情况下，婴儿不能独坐一会儿
12月龄	1．呼唤名字无反应	语言	在婴儿背后附近呼唤其名字，婴儿不会转头寻找呼唤的人
	2．不会模仿“再见”或“欢迎”动作	个人社交	婴儿不会模仿成人以挥手表示“再见”、拍手表示“欢迎”
	3．不会用拇、示指对捏小物品	精细动作	婴儿不会用拇指和示指对捏起葡萄干大小的物品
	4．不会扶物站立	大运动	婴儿不会双手扶着物体站立
18月龄	1．不会有意识叫“爸爸”或“妈妈”	语言	见到爸爸、妈妈（或爷爷、奶奶）时，不会有意识并正确地叫出
	2．不会按要求指人或物	个人社交	不会按成人要求指出家中熟悉的人或物
	3．与人无目光交流	个人社交	成人跟幼儿说话时，幼儿大部分时间无目光对视，或回避目光接触
	4．不会独走	大运动	在没有支持的情况下，不会自己走路

续表

年龄	预警征象	维度	条目释义
2岁	1．不会说3个物品的名称	语言	不能说出3个日常熟悉物品的名称，如灯、车、杯等
	2．不会按吩咐做简单事情	个人社交	不会按家长的吩咐做简单事情，如拿东西
	3．不会用勺吃饭	精细动作	不会自己拿小勺吃饭
	4．不会扶栏杆上楼梯/台阶	大运动	不能扶着楼梯扶手或墙上台阶或楼梯
2岁半	1．不会说2～3个字的短语	语言	不会说包含动词+宾语或主语+谓语的句子，例如“喝水”“出去玩”等
	2．兴趣单一、刻板	个人社交	总是以固定的方式、长时间玩弄某一两种玩具，例如只玩汽车的轮子
	3．不会示意大小便	个人社交	白天要大小便时，不会用动作或语言表示以寻求家长帮助
	4．不会跑	大运动	不会跑动
3岁	1．不会说自己的名字	语言	当被问到“你叫什么名字”时，不会正确地说出自己的名字或小名
	2．不会玩“拿棍当马骑”等假想游戏	个人社交	不会玩“拿棍当马骑”“给娃娃喂饭”“给娃娃打针”等游戏
	3．不会模仿画圆	精细动作	不会模仿成人用笔画圆
	4．不会双脚跳	大运动	不会双脚同时离地跳起

续表

年龄	预警征象	维度	条目释义
4岁	1．不会说带形容词的句子	语言	所说句子中不含有形容词，如“我有红色的气球”“姐姐穿了件漂亮的衣服”
	2．不能按要求等待或轮流	个人社交	当玩或做事情时，不能按成人的要求等待或按顺序轮流进行
	3．不会独立穿衣	精细动作	在没有成人帮助的情况下，不会自己穿开衫或内衣等衣服
	4．不会单脚站立	大运动	当不扶任何东西时，不能单脚站立一会儿
5岁	1．不能简单叙述事情经过	语言	不会告诉家长幼儿园或家里发生的事情，如“我今天吃饭吃得好，老师给我一朵小红花”
	2．不知道自己的性别	个人社交	当被提问“你是男孩还是女孩”时，不能正确回答
	3．不会用筷子吃饭	精细动作	在有要求或训练的情况下，儿童仍然不会自己使用筷子吃饭
	4．不会单脚跳	大运动	不会单脚跳几下
6岁	1．不会表达自己的感受或想法	语言	不会用语言表达自己的感受或想法，如“我今天很开心”“我今天想和小明一起出去玩”
	2．不会玩角色扮演的集体游戏	个人社交	不会在3人以上的集体中玩扮演“警察”“老师”“医生”等角色的游戏
	3．不会画方形	精细动作	不会模仿成人用笔画方形
	4．不会奔跑	大运动	不会挥动双臂协调地大步快跑

来源：张悦，黄小娜，王惠珊，等．中国儿童心理行为发育问题预警征编制及释义．中国儿童保健杂志，2018，26（1）：112-114．

参考文献

[1] 石淑华，戴耀华．儿童保健学．3 版．北京：人民卫生出版社，2014．

[2] 刘湘云，陈荣华，赵正言．儿童保健学．4 版．南京：江苏科学技术出版社，2011．

[3] 熊庆，王临虹．妇女保健学．2 版．北京：人民卫生出版社，2014．

[4] 国家卫生和计划生育委员会办公厅．儿童心理保健技术规范，2013．

[5] 卫生部办公厅．新生儿访视技术规范，2012．

[6] 中国康复医学会儿童康复专业委员会，中国残疾人康复协会小儿脑性瘫痪康复专业委员会．中国脑性瘫痪康复指南（2015）．中国实用乡村医生杂志，2015，22（22）：12-19．

[7]《中华儿科杂志》编辑委员会，中华医学会儿科学分会儿童保健学组．中国儿童体格生长评价建议．中华儿科杂志，2015，53（12）：887-892．

[8]《中华儿科杂志》编辑委员会，中华医学会儿科学分会儿童保健学组，中华医学会儿科学分会新生儿学组．早产、低出生体重儿出院后喂养建议．中华儿科杂志，2016，54（1）：6-12．

[9] 黎海芪，毛萌．科学评估儿童体格生长与发育．中国实用儿科杂志，2019，34（10）：810-814．

[10] 胡燕．体格生长评价——体重与身材测量的临床意义．中国实用儿科杂志，2019，34（10）：823-825．

[11] 邵洁．儿童发育监测和筛查在儿童保健中的应用．中国实用儿科杂志，2016，31（10）：735-739．

[12] 郑慕时，冯铃英，刘湘云，等．0-6 岁儿童智力发育筛查测验全国城市常模的制定．中华儿科杂志，1997，35（3）：117-120．

[13] 范瑾，封志纯．婴儿神经行为发育的评估方法．实用儿科临床杂志，2010，25（6）：455-457．

[14] 张晓燕，芦红茹，宋红霞，等．20 项新生儿行为神经测定评分法对早产儿脑发育及脑损伤的评价．中国儿童保健杂志，2010，18（2）：159-162．

[15] 杨玉凤．儿童发育行为心理评定量表．北京：人民卫生出版社，2016．

[16] 徐海清，刘兴莲．高危儿管理与干预 / 儿童早期发展系列教材之八．北京：人民卫生出版社，2014．
[17] Folio MR，Fewll RR．Peabody 运动发育量表（下册）．李明，黄真，译．北京：北京大学医学出版社，2007．
[18] 谢鹏，林义雯．高危儿保健．长沙：湖南科学技术出版社，2010．
[19] 张悦，黄小娜，王惠珊，等．中国儿童心理行为发育问题预警征编制及释义．中国儿童保健杂志，2018，26（1）：112-114．
[20] 徐开寿，肖农．康复治疗师临床工作指南 · 儿童疾患物理治疗技术．北京：人民卫生出版社，2019．
[21] 王萍，高宏伟．家庭中的感觉统合训练．北京：清华大学出版社，2017．
[22] 黎海芪．实用儿童保健学．北京：人民卫生出版社，2016．
[23] 柚木馥，白崎研司．发育障碍儿童诊断于训练指导．王宁，译．北京：华夏出版社，2017．
[24] 林传家，李寄平，张秀玲，等．婴幼儿发育检查手册．1986．
[25] Cryer D，Harms T，Bourland B．FPG 早教方案．管倚，王荣，译．上海：少年儿童出版社，2006．
[26] 罗丹．50 例脑瘫患儿前庭功能训练的康复护理．中华护理杂志，2010，45（4）：365-366．
[27] Council on Communications and Media，Brown A．Media use by children younger than 2 years．Pediatrics，2011，128（5）：1040-1045．
[28] IJzendoorn MH，Dijkstra J，Bus AG．Attachment，intelligence，and language：a meta-analysis．Social Development，1995，4（2）：115-128．
[29] Suskind DL，Leffel KR，Graf E，et al．A parent-directed language intervention for children of low socioeconomic status：a randomized controlled pilot study．J Child Lang，2016，43（2）：366-406．
[30] Tempel AB，Wagner SM，McNeil CB．Parent-child interaction therapy and language facilitation：The role of parent-training on language development．The Journal of Speech and Language Pathology-Applied Behavior Analysis，2009，3（2-3）：216-232．
[31] 李国凯，刘桂华，钱沁芳，等．家庭养育环境对发育性语言障碍儿

童语言发育和社会情绪的影响．中国当代儿科杂志，2017，19（5）：555-559．

[32] 张义宾，蒋忠心，张鸿启，等．我国单纯性语言发育迟缓/障碍儿童干预效果的元分析及其启示．中国特殊教育，2016（10）：19-25．

[33] 章依文，金星明，马骏，等．儿童语言发育迟缓的早期干预研究．中华儿科杂志，2007，45（1）：51-54．

[34] 王争艳，武萌，赵婧．婴儿心理学．杭州：浙江教育出版社，2015．

[35] Berk LE．伯克毕生发展心理学：从0岁到青少年（第4版）．陈会昌，译．北京：中国人民大学出版社，2014．

[36] UNICEF，WHO，UNESCO，et al．生命知识．北京：联合国儿童基金会，2003．https://www.unicef.cn/media/7206/file/生命知识．pdf．

[37] WHO，UNICEF．关爱儿童发展．张悦，黄小娜，译．北京：北京大学医学出版社，2015．

[38] Zimmerman FJ，Christakis DA，Meltzoff AN．Television and DVD/video viewing in children younger than 2 years．Archives of Pediatrics & Adolescent Medicine，2007，161（5）：473-479.

[39] Zimmerman FJ，Christakis DA，Meltzoff AN．Associations between media viewing and language development in children under age 2 years．The Journal of Pediatrics，2007，151（4）：364-368.

二维码资源扫描说明

在观看二维码视频资源之前，请您刮开下面二维码，使用微信扫码激活。

02820

本册图书激活二维码

温馨提示：每个激活二维码只能绑定一个微信号。

更多优质服务请微信扫码关注“北京大学医学出版社官方微信号”。

北京大学医学出版社
官方微信号二维码